零起点看图学操作系列丛书

零起点看图学艾灸

主编　艾　群

编　者（按姓氏笔画排序）
于　涛　王丽华　刘　莉　刘志伟
孙丽娜　闫　云　李　东　李延军
李晓敏　张　彤　姚淑静

中国协和医科大学出版社

图书在版编目（CIP）数据

零起点看图学艾灸 / 艾群主编. —北京：中国协和医科大学出版社，2017.9
ISBN 978-7-5679-0556-6

Ⅰ. ①零… Ⅱ. ①艾… Ⅲ. ①艾灸-图解 Ⅳ. ①R245.81-64

中国版本图书馆 CIP 数据核字（2017）第 222824 号

零起点看图学操作系列丛书
零起点看图学艾灸

主　　编：艾　群
策划编辑：吴桂梅
责任编辑：王　霞

出版发行：**中国协和医科大学出版社**
　　　　　（北京东单三条九号　邮编100730　电话65260431）
网　　址：www. pumcp. com
经　　销：新华书店总店北京发行所
印　　刷：北京朝阳印刷厂有限责任公司

开　　本：710×1000　　1/16 开
印　　张：10.5
字　　数：130 千字
版　　次：2017 年 9 月第 1 版
印　　次：2019 年 9 月第 9 次印刷
定　　价：23.00 元

ISBN 978-7-5679-0556-6

内 容 提 要

　　艾灸在我国已有2000多年的历史，其治疗效果已为多数临床实践所证实。本书内容包括艾灸疗法基础知识，艾灸疗法与经络穴位，临床内科、外科、妇科、儿科、男科、皮肤科、五官科常见病艾灸疗法以及日常保健艾灸法。本书从实用的角度出发，内容通俗易懂，科学实用；方法简便易行，操作性强。书中通俗的穴位讲解和操作图片，使读者只要按照书中的方法和操作步骤就能进行实践，做到"从零开始，看图轻松学，一看就会，会了就能用"。

　　本书适合于基层医务人员及中医养生保健从业人员，也可供一般家庭艾灸爱好者阅读参考。

前　言

艾灸是用野生植物艾叶，制成艾绒，并做成一定的形状，如捻成上尖下圆的艾炷，放在人体的一定部位或一定穴位上，燃烧艾叶，借助艾火发出的特有气味与红外线的刺激，熏烤人体特定的经络腧穴，达到舒经通络、祛病疗疾的效果。随着医疗改革的深入和人们生活水平的提高，现代人的健康观念不断更新，由被动地治病转向预防和保健，由单一的药物疗法走向寻求非药物疗法，尤其是对机体不良反应很小的"绿色疗法"。艾灸疗法便是建立在中医学基础理论上，并吸收了现代医学知识的简、便、验、廉的"绿色疗法"之一。

古书有云："针所不为，灸之所宜""药之不及，针之不到，必须灸之。"说明灸法在临床应用上的重要性。与按摩、针刺等方法相比，艾灸疗法简单易学、安全有效、费用低廉，是适合居家治病防病绝佳的保健方法。

本书内容包括艾灸疗法基础知识，艾灸疗法与经络穴位，临床内科、外科、妇科、儿科、男科、皮肤科、五官科常见病艾灸疗法以及日常保健艾灸法。本书从实用的角度出发，内容通俗易懂，科学实用；方法简便易行，操作性强。书中通俗的穴位讲解和操作图片，使读者只要按照书中的方法和操作步骤就能进行实践，做到"从零开始，看图轻松学，一看就会，会了就能用"。

本书适合于基层医务人员及中医养生保健从业人员，也可供一般家庭艾灸爱好者阅读参考。

由于时间仓促，编者经验水平有限，不足之处在所难免，恳请读者批评指正。

编者

2017 年 1 月

前　言

目　　录

第一章　艾灸疗法基础知识

第一节　艾灸疗法概述

一、艾灸疗法的概念

俗话说的"针灸"中，针代表的是针刺法，灸就是指艾灸疗法，是用野生植物艾叶制成的艾炷、艾条熏烤人体一定部位或一定穴位，以达到舒经通络、祛病疗疾的功效。艾灸疗法中使用的中药材料艾叶具有温经散寒、除湿消瘀止痛的药性。

二、艾灸疗法的特点

艾灸对人体的保健功效十分明显，具体包括通经活络、行气活血、祛湿逐寒、消肿散结等，还能补充人体阳气。人体阳气旺盛，抗病能力就强，就能达到养生防病的目的。

此外，艾灸易操作、简单方便，所用艾草比较常见，便于购买；效果更为直接，内外结合治疗更为系统全面；无毒副作用，只要严格按照书中的要求进行，对人体一般不会产生不良反应。

1. 有效

（1）艾灸效用不凡：根据艾叶和艾灸的特点，灸疗法对于一些急性病，如受寒、瘀肿之证确有温阳散寒、舒经通络、散瘀消肿的功效。对于很多慢性病，如各种慢性炎症、功能失调等，包括养生保健，如果坚持使用艾灸，其远期疗效也较为显著。艾灸时感觉温暖舒适，患者容易接受，如果操作恰当，也会产生与针刺一样的得气感，达到治疗疾病的目的。

（2）可以弥补针刺疗法的不足，扩大针灸治疗的适用范围。古人云："针所不为，灸之所宜""药之不及，针之不到，必须灸之。"均说明灸法在临床应用上的重要性，特别是对于虚寒类的病证，艾灸疗效比单纯针刺疗效要好，所以经常代替或配合针刺疗法使用。对于实热证，也可以应用艾灸，以引热外达。对于某些穴位，如强壮要穴神阙，或者治疗瘰疬、痈肿的肘尖穴，都只适用于灸法。艾灸除了常用于养生保健、抗衰老以外，适应证广泛，遍及内、外、妇、儿、男、骨伤、眼、耳鼻喉、皮肤等科，可谓"防治百病"。

2. 方便

艾灸疗法具有操作方便、及时的优点。只要身边有艾绒或艾条，就可以随时拿来治疗。使用艾灸时，不需要专门消毒。即便配用物品（如隔物灸常用的垫物姜、蒜、盐等），取材也很方便，温灸盒、温灸筒等温灸器在市场上也很容易购买到。对于养生保健爱好者或某些慢性病患者来说，不用专门去医院，在家里就可以轻松自疗或互疗。对于某些发作性疾病，如偏头痛等，如能得到及时、按时灸治，还可预防其发作，既省时又省事且疗效显著。

3. 简单

艾灸疗法操作简单，容易学习，便于推广。在进行艾灸疗法时，只要知道灸治部位、时间和常见的艾灸方法，无论是温和灸、隔物灸还是温灸器灸，均可以学习及操作；患者自己也很容易进行自我灸疗，以便于调节艾灸温度，因而非常适合家庭保健及治疗。

4. 价廉

艾灸的主要材料是艾叶，取之广泛，价格便宜，使用时常用艾叶的加工品艾绒，其制作工艺简单，使用操作便捷。人们也可以自己采集艾叶，并加工成艾绒，进而制成艾炷、艾条等，用于自我保健和治疗疾病。这样就极大地降低了经济成本，节约了就诊时间，节省了药物、药材开销。在使用时还可配合隔物艾灸，常用垫物姜、蒜、盐等均为日用作料，取材便利又实惠。因此艾灸疗法可谓物美价廉，尤其适用于医疗条件较为匮乏的穷困偏远地区的人群。

5. 安全

本疗法没有不良反应。比针刺更加安全，不会有弯针、断针、滞针的现象。初学者可能对于艾灸穴位及操作流程不是很熟悉，因而在疗效方面可能稍有欠缺，但只要能注意艾灸的部位、温度和操作时间，则不会有任何事故发生，所以，艾灸是非常适合作为家庭保健治疗的方法。

三、艾灸疗法的起源与发展

艾灸疗法是世界上最古老的医疗方法之一，在我国已有2000多年的历史。艾灸起源于我国原始社会，是在人类掌握和利用火以后的产物。远古先民风餐露宿缺乏治疗手段，遇有病痛人们只是用手揶按，或用石头敲击痛处，有时还会用火烤。久而久之，便积累了一系列治病方法，灸疗的雏形也在此时产生了。

战国、秦汉时期是中国传统医学理论的奠基时期，这一时期产生了《黄帝内经》《难经》等重要理论著作。如《黄帝内经》中有记载："大风汗出，灸意喜穴。"这说的是一种用于养生保健的艾灸疗法。

东汉时期艾灸有了进一步发展。张仲景所撰写的《伤寒杂病论》中记载了不少用艾灸治疗某些三阴虚寒证的方法。成书于西汉末年至东汉延平年间的《黄帝明堂经》是我国第一部有成熟体系的、针灸并重的腧穴学经典著作，该书为艾灸对症取穴治疗奠定了基础。

三国时期，曹翕著《曹氏灸经》七卷，是最早的灸疗专著。书中所载灸孔穴增多，施灸的禁忌也比以前诸书具体，并论述禁灸原因。

西晋的皇甫谧在《内经》《难经》的基础上，经过长期的针灸实践编纂的《针灸甲乙经》是我国现存最早的灸疗专著，书中详细地论述了艾灸疗法对各类疾病的作用。

晋代名医葛洪的著作中则强调了艾灸对传染病以及急救的作用。

公元552年，陈文帝将《黄帝内经·灵枢》即《针经》赠送给日本钦明天皇，艾灸术从此开始在日本流传。公元562年秋，吴人知聪携《黄帝明堂图》等医书160卷越海东渡，以后，日本多次派人来我国学医。灸术传入日本后深受朝野重视，发展迅速。

在唐代，灸学发展成为一门独立学科，唐朝建有医科学校，并设有针灸科，有针博士教授，唐太宗又命甄权等人校订《明堂》，做《明堂人形图》，足见唐朝对针灸的重视。孙思邈撰集的《备急千金要方》《千金翼方》，提倡针灸并用，他特别注重灸量，施灸的壮数多至几百壮。此外，他还绘制了历史上最早的彩色经络腧穴图——《明堂三人图》。

宋代更加重视艾灸在医疗中的作用，并将艾灸列为十三科之一，使灸学有了进一步的发展。此外，宋代的医学书籍中还有"天灸"或"自灸"的记载，这是一种不同于温热刺激的另类施灸方法。宋代的《太平圣惠方》《普济本事方》以及《圣济总录》等医方书中更多地收集了大量的灸疗内容。艾灸发展到元代并没有停滞，《西方子明堂久经》为灸学发展做出了巨大的贡献。

明代是我国灸疗的全盛时期，其间灸疗学家辈出，参照古代树枝灸的方法，又有"桑枝灸""桃枝灸""神针火灸"以及艾条灸和药条灸。此外，明代还有灯火灸的记载，是用灯草蘸油点火在患者皮肤上直接烧灼的一种灸法；还有利用铜镜集聚日光，作为施灸热源的所谓"阳燧灸"。明代医学家李时珍在《本草纲目》中曾有 35 处提到艾和艾灸的用途及灸法，这说明艾灸在当时已经得到广泛的应用。

清代灸疗学发展到了一个新的高度。吴谦等人撰写的《医宗金鉴·刺灸心法要诀》用歌诀的形式表达刺灸的各种内容，便于初学和记诵。清代吴亦鼎的专著《神灸经论》是我国历史上又一部灸疗学专著。雷丰的专著《灸法秘传》对灸法的认识和应用更上一层楼。

新中国成立后，针灸在医疗、科研、教学等方面都得到了很大的发展，各级中医院开设了针灸科，综合医院以及卫生院也开展了针灸医疗，全国各省市均先后建立了一批针灸研究机构，一部分中医学院还专设了针灸系。

四、艾灸疗法的功效

艾灸作为传统中医疗法之一，其适应范围广泛，疗效迅速，安全有效，易学易用，特别适合家庭治疗和保健。灸法有温经通络、温阳起陷、行气活血、调和阴阳、补虚泻实、回阳固脱的作用。其临床疗效可以表述为以下几点。

1. 温经通络，祛湿散寒

人体的正常生命活动有赖于气血的作用，而气血的运行有遇温则散、遇寒则凝的特点。艾叶，本身属于温性，再加上点燃后的温热刺激，可以起到很好的温通经脉、祛散阴寒的作用，符合"寒者热之"的中医治疗基本原则，也是艾灸可以治疗很多虚寒型疾病的原因所在。

2. 行气活血，消瘀散结

正常的机体，气血在经络中周流不息，循序运行。如果由于风、寒、暑、湿、燥、火等外因的侵袭，人体或局部气血凝滞，经络受阻，即可出现肿胀疼痛等症状和一系列功能障碍。艾叶，芳香、辛散，本身就有通络作用，再加上点燃后的热力，具有很好的疏通经络的作用。经络疏通，气血得行，通则不痛，因此可起到通络止痛、消瘀散结的作用。

3. 温补中气，回阳固脱

艾，本身属于温性，可以温阳益气，具有顾护、升举和提托的作用，能使下陷的脏器得以升举而复位，此功效被古人用"陷下则灸之"加以概括。另外艾灸可以发挥其温通阳气的作用，使得阳散厥逆之人回阳救逆，转危为安。

4. 预防疾病，强身健体

艾灸通过艾本身及穴位的双重作用，可以调整经络气血，气血充足通畅，则人体正气充足，虚邪贼风不能侵袭机体，即中医所讲的"正气存内，邪不可干"。民间俗话亦说"若要身体安，三里常不干""三里灸不绝，一切灾病息"。因为灸疗可温阳补虚，所以灸足三里、中脘，可使胃气常盛，而胃为水谷之海，荣卫之所出，五脏六腑，皆受其气，胃气常盛，则气血充盈；命门为人体真火之所在，为人之根本；关元、气海为藏精蓄血之所。艾灸上穴可使人胃气盛，阳气足，精血充，从而增强身体抵抗力，病邪难犯，达到防病保健之功。

5. 平衡阴阳，补虚泻实

阴阳失调，容易引发疾病。阴阳失调表现出经络系统的不同症状，如手足发热等。灸法具有广泛的调整作用，如肝阳上亢引起的头痛，则取足厥阴肝经穴位，用泻法灸疗，同时选用足少阴肾经穴位，采用补法灸疗，以补虚泻实。

五、艾灸疗法的作用机制

艾灸疗法可以治寒、热、虚、实证，并取得良好的效果。既然同样的灸法可治疗不同病症，那么灸法必然具有适用于治疗这些不同病症的作用机制。

1. 局部刺激作用

局部的温热刺激是治疗疾病的关键因素。灸疗是一种在人体某特定部位通过艾火刺激，以达到治病防病目的的治疗方法，施灸点皮肤表面温度上升高达130℃左右，皮肤内温度最高在56℃左右。皮下与肌层内的温度变化和表皮不同，灸刺激不仅涉及浅层，也涉及深层。正是这种温热刺激，使局部皮肤充血，毛细血管扩张，进而改善局部血液循环和淋巴循环，加速细胞新陈代谢，促进炎症、粘连、渗出物、血肿等病理产物消散吸收，修复损伤组织，使肌肉、神经的功能与结构恢复正常，使机体内环境恢复相对平衡或建立一个新的平衡，从而达到调理及治疗疾病的目的；还可引起大脑皮质抑制性物质的扩散，降低神经系统的兴奋性，发挥镇静、镇痛的作用；同时温热作用还能促进药物的吸收。

2. 调节免疫功能的作用

艾灸疗法能够调节人体免疫系统，这是许多中外科学家都证实的一点。人们认为机体在艾灸温热作用下，激活了体内一些特殊物质，灸疗的许多治疗作用也是通过调节人体免疫功能实现的，这种调节的作用是双向的，且是平衡的。免疫系统较弱且效能低下的人群，通过艾灸可以使其升高；而免疫系统效能过强的人群，通过艾灸就能使其降低。有报道称，艾灸可以提高放、化疗患者白细胞的数量，且艾灸产生的白细胞成熟度高。对机体进行艾灸，可以增加白细胞、巨噬细胞等的数量，从而激活和增强机体免疫系统的功能，发挥其抵御外邪、杀伤细菌病毒、捍卫健康的作用。

3. 经络调节作用

人是一个整体，五脏六腑、四肢百骸是互相协调的，这种互相协调关系，主要是靠机体自控调节系统实现的。皮肤起着接收器和效应器的作用，经络起着传递信息和联络的作用。艾灸的温热刺激作用于经络腧穴，是对经气的一种激发，通过腧穴的双向良性调节作用，从而发挥其调节气血、平衡阴阳的功效。腧穴还具有储存药物的作用，药物的理化作用长时间停留在腧穴或释放到全身，并在一段时间内逐渐发挥效用，使病情得到缓解。

4. 应激反应作用

艾灸使机体产生了一些应激反应而达到治疗目的，艾灸产生的温热刺激对机体来说，属于一个外来刺激，机体作为一个有机整体，在接受这种外来刺激的时候，会产生一种冲动，激发机体产生神经体液等一系列调节活动来适应这种变化，从而产生一种反馈性的良性调节作用，进而发挥治疗疾病的作用。

5. 药物本身的药理作用

艾灸疗法能够发挥其效能在很大程度上是因为药物本身的作用。灸法所采用的艾叶药性偏温，为纯阳之品，加之艾火产生的热力，使得灸法具有独特的温煦阳气、温通气血、温经散寒之功效。艾灸时产生的"药气"由皮肤表面和呼吸被身体吸收后，能起到抗菌、抗病毒及杀灭微生物的作用，也就是古人常说的，艾灸有直接"驱邪的效应"。此外，这种药气还具安神、醒神、通窍的效用。

6. 综合作用

艾灸作用于人体主要表现的是一种综合作用，是各种因素相互影响、相互补充、共同发挥的整体治疗作用。

（1）艾灸的治疗方式是综合的。如冬病夏治，以白芥子等药物贴敷膻中、肺俞、膏肓治疗哮喘的化脓直接灸，以及用隔附子饼灸肾俞等穴的抗衰老等，方式都包括了局部刺激（局部化脓直接灸、隔物灸）、经络腧穴（特定选穴）、药物诸因素，它们相互之间是有机联系的，并不是孤立的，缺少其一即失去了原来的治疗作用。

（2）治疗的作用是综合的。灸疗热的刺激对局部气血的调整，艾火刺激配合药物，必然增加了药物的功效，芳香药物在温热环境中特别易于吸收，艾灸施于穴位，则首先刺激了穴位本身，激发了经气，调动了经脉的功能，使之更好地发挥行气血、和阴阳的整体作用。

（3）人体反应性与治疗作用是综合的。治疗手段（灸疗）——外因只能通过内因（人体反应性）起作用，研究人员发现，相同的灸疗对患相同疾病的患者，其感传不一样，疗效也不尽相同。究其原因，就是人体的反应性各有差异。

以上诸因素，在中医整体观念和辨证论治思想指导下，临证进行合理选择，灵活运用，方能发挥灸疗最大的效能。

六、艾灸疗法的治疗原则

艾灸疗法的治疗原则是艾灸治疗疾病必须遵循的准绳，是整个治疗过程的指导原则。灸疗治疗原则可以归纳为辨证与辨经、标本缓急、补虚泻实。

1. 辨证与辨经

疾病总是表现出相关的症状和体征。证候表现于一定的部位，有寒热、虚实的不同性质，并发生在疾病的不同阶段，这些病位、病性、病程，都成为辨证的主要内容。辨经，即是辨识疾病的具体部位。

2. 标本缓急

标与本、缓与急是一个相对的概念，在疾病的发生、发展过程中，标本缓急，复杂多变。标本缓急的运用原则有以下四点。

（1）治病求本：即针对疾病的本质进行治疗。临床症状只是疾病反映于外的现象，通过辨证，由表及里，由现象到本质进行分析，找出疾病发生的原因、病变的部位、病变的机制，概括出疾病的本质。

（2）急则治标：在特殊情况下，标与本在病机上往往相互夹杂，其证候表现为标病急于本病，如未及时处理，标病可能转为危重病症，论治时则应随机应变，先治标病，后治本病。

（3）缓则治本：在一般情况下，本病病情稳定，或虽可引起其他病变，但无危急证候出现，或标本同病，标病经治疗缓解后，均可按"缓则治本"的原则予以处理。

（4）标本兼治：当标病与本病处于俱缓或俱急的状态时，均可以采用标本兼治法。

3. 补虚泻实

灸疗的"补虚"与"泻实"，是通过艾灸的方法激发机体本身的调节功能，从而产生补泻的作用，达到扶正祛邪的目的。

第二节 艾灸疗法常用材料及辅助工具

一、艾草

艾草又名艾蒿、家艾，是一种菊科多年生草本药用植物，表面深绿色，背面灰色有茸毛。自古以来，中国人很早就用艾草来祛风邪。在端午节，民间至今还有在门前插上艾草辟邪的习俗。中医认为艾草性温，味苦，有理顺气血、补中益气、祛湿化痰、生肌安胎、补阳滋阴的功效。艾草内服能够治疗各种妇科病、保暖子宫、祛虫，是体质虚寒者的长期补品。外用也就是艾灸能够强壮元阳、舒经活络、养生保健，能利百病。

艾草在五月盛产，在夏季花未开时采摘，它浑身是宝，可以生用、捣绒或制炭等。艾草广泛生长于我国大部分地区的山野、草地、路旁。以湖北蕲州者佳，叶厚绒多，功力最大，称为"蕲艾"，李时珍的父亲李言甚至专门著书《蕲艾传》。艾灸常用的也是蕲艾。

二、艾绒

用艾叶制成的艾绒是艾灸疗法的主要材料。于每年农历五月间艾草尚未开花时采摘肥厚茂盛的叶片，晒干或阴干后，用石臼捣碎，筛去枝梗泥土，反复捣筛多次后，即可得到干净细软的艾绒。

经捣制加工的艾绒应放置于干燥的容器里，防止潮湿霉烂。艾绒按加工程度的不同可分为粗细两级，根据治疗需要选用。如直接灸需用细艾绒，间接灸可用粗艾绒。劣质的艾绒生硬而不易团聚，燃烧时容易爆落，烧伤皮肤，不可使用。

三、艾炷

艾炷主要用于艾炷灸疗中，其做法是将加工好的艾绒搓捏紧实，用拇、食、中三指边捏边捻，做成上尖下大的圆锥形艾绒团，捏得越紧越好，即是艾炷。根据不同灸法的需要，将艾炷的规格分为大、中、小三种。小艾炷大如麦粒，用于直接灸；中艾炷大如黄豆或半截枣核，大艾炷大如蚕豆或半截橄榄，用于间接灸。目前也有用特制器械压制的艾炷，大小一致，艾绒紧实，方便易用（图1-1）。

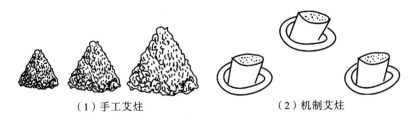

（1）手工艾炷　　　　　（2）机制艾炷

图 1-1　艾炷

四、艾条

艾条又称艾卷条，是用碾磨好的艾绒制作而成的（图1-2），分为有药艾条和无药艾条（又称清艾条）两种。

有药艾条是根据治疗病症的不同，在艾绒中加入其他药物粉末制成。一般药物处方有：肉桂、干姜、丁香、木香、独活、细辛、白芷、雄黄、苍术、乳香、没药、川椒各等份；或沉香、松香、硫黄、细辛、桂枝、川芎、羌活、杜仲、枳壳、白芷、茵陈、巴豆、川乌、斑蝥、全蝎、皂角刺、穿山甲、桃树皮等。

无药艾条是将24克艾绒均匀平铺在长26cm、宽20cm的桑皮纸上，卷成直径约1.5cm的长圆

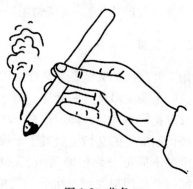

图1-2　艾条

柱形，越紧实越好，用胶水或糨糊将接口和两端封好即可。再在纸上画上刻度，每寸为一度，以此作为施灸时的标准。制成的艾条应放于干燥处，防止受潮发霉或生虫。

目前也有市售的无烟艾条和微烟艾条两种，其中无烟艾条又称艾碳，在进行施灸时不会冒出烟雾。而有烟艾条点燃后会发出持久的、气味特殊的烟雾，并且不会熄灭。

五、艾灸器具

在用艾灸治疗病痛的时候，除了要用到艾炷、艾条和一些草药外，有些艾灸方法还需要使用一些艾灸器具。在选择艾灸器具上并没有硬性的规定，可综合自身条件以及周围环境等因素，自行选择购买。

1. 温灸盒

温灸盒是一种市面上比较常用的，呈长方形的艾灸器具（图1-3），其规格有大、中、小三种，大号为20cm×14cm×8cm，中号为15cm×11cm×8cm，小号为11cm×9cm×8cm。施灸时，把温灸盒放在施灸的部位，把艾

绒放在盒内的铁丝网上，点燃后把盒盖盖上。灸到皮肤红润时为度。在温灸盒的基础上，又有关节盒（图1-4），适用于关节部位的施灸，用法同上。

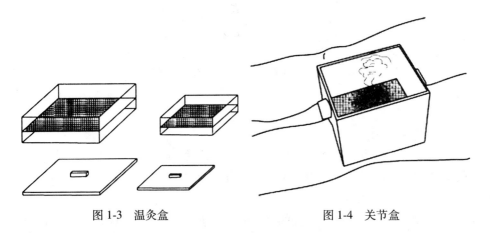

图1-3 温灸盒   图1-4 关节盒

六孔灸盒与温灸盒相似，只是用艾条，而不是用艾绒。首先把六孔灸盒固定在施灸部位上，再把点燃的艾条放在孔内，根据需要可放1~3个艾条（图1-5）。

2. 温灸筒

温灸筒是一种特制的筒状金属灸具，大多数温灸筒底部有数十个小孔，筒壁也有许多圆孔；上部有盖，可以随时取下。筒壁上安有一长柄，便于手持。内部有一小筒，可装置艾绒和药物。温灸筒有多种，常用的有平面式和圆锥式两种，平面式适用于较大面积的灸治（图1-6），圆锥式作为小面积的点灸用。施灸时，将艾绒或在艾绒中掺入适量药物放入小筒内，燃着后放在施灸部位上反复温灸，以局部发热发红、患者感觉舒适为度，一般可灸15~30分钟。

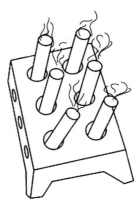

图1-5 六孔灸盒

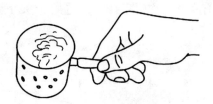

图 1-6　平面式温灸筒

3. 灸架

首先将灸架固定在施灸部位上，再将点燃的艾条放在灸架内，艾条的顶端与皮肤距离可调节，用起来也很方便（图 1-7）。

4. 多功能艾灸仪

多功能艾灸仪是比较先进的艾灸仪，温度可调而且没有烟尘，疗效颇佳。首先将专用艾壮放在灸头的隔物灸槽内，再将灸头固定在施灸的部位上。然后把灸头插头插在艾灸仪上，通电，调节调温钮至温度适合为止（图 1-8）。

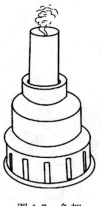

图 1-7　灸架

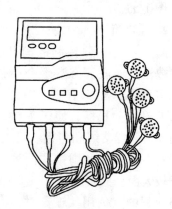

图 1-8　多功能艾灸仪

第三节　常用艾灸疗法的种类

艾灸疗法治疗疾病已有悠久的历史。先是单纯的艾灸，后来衍生出多种灸法，大体可分为四大类，即艾炷灸、艾条灸、温针灸和温灸器灸，而每一类中又包含了许多具体的方法。

一、艾炷灸

艾炷灸是指用手将纯净的艾绒搓捏成大小不等的圆锥形艾炷，将点燃的艾炷置于施灸部位以预防和治疗疾病的方法。每燃烧完一个艾炷称为灸一壮，施灸过程中灸的壮数应当依患者的具体状况而定。艾炷灸根据操作方法可以分为直接灸和间接灸两种。

1. 直接灸

直接灸是将大小适宜的艾炷直接放在皮肤上施灸的方法（图1-9）。这种方法又分为无瘢痕灸和瘢痕灸。

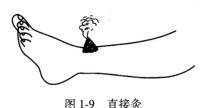

图 1-9　直接灸

（1）无瘢痕灸：施灸前先在应灸部位涂抹少量的凡士林，以增加黏附作用，然后将点燃的小艾炷放置于皮肤上施灸，当艾炷燃剩2/5左右，患者感到有灼痛感时即用镊子将艾炷夹走，换一炷再灸，一般每穴连灸3~5壮，体弱者和儿童可灸2~3壮，以灸到局部皮肤出现红晕而不起疱为度。

本方法主要用于治疗虚寒性、瘀滞性病证，如腹痛、腹泻、胃脘痛、阳痿、痛经、腰痛等。因灸后不化脓不留瘢痕，易于接受，较为常用。

（2）瘢痕灸：施术前先在所灸部位上涂抹少量大蒜汁，以增强黏附性和刺激性（皮肤比较敏感者可以用少许清水或蔬菜汁代替），然后将大小适宜的艾炷点燃，放置于应灸部位的皮肤上。每炷必须燃尽，除去灰烬后，方可继续加炷施灸，一般灸 3～10 壮。因施灸时疼痛较剧烈，可在施灸部位周围用手轻轻拍打，以缓解灼痛。在正常情况下灸后 1 周左右施灸部位化脓而成为灸疮，5～6 周后，灸疮自行痊愈，结痂脱落后留下瘢痕。

本方法痛苦大，主要用于治疗慢性顽固性疾病，其他疾病很少应用。

2. 间接灸（隔物灸）

间接灸是在艾炷和皮肤之间间隔某些物品（即使用介质）再进行施灸的方法。根据所隔物品的不同，常分为以下几种。

（1）隔姜灸：切一片生姜，大小因部位或需要而定，厚度约 0.3cm，中间用针或牙签将生姜片刺穿几个孔，以便传导热力。姜片放在要灸的穴位上，再把艾炷放在姜片上，点燃后使其慢慢燃烧，当感到皮肤灼热疼痛时则去掉余下艾炷。这一过程和数量称为一壮，约持续一分半到两分钟，根据需要可连续灸几壮或十几壮或更多。在灸的过程中若感觉灼热难忍时可把姜片拿起，稍停一下再灸，以免烫伤。如皮肤娇嫩怕痛，可将姜片切得稍厚些，这样可降低刺激度（图 1-10）。

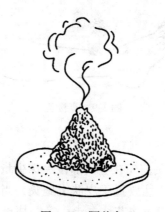

图 1-10　隔姜灸

本法散寒止痛、温胃止呕，主要用于治疗风寒痹痛、因寒而致的呕吐、腹痛等。

（2）隔蒜灸：将新鲜的独头大蒜直接切成厚约 0.3cm 的蒜片，或者将大蒜捣成蒜泥，做成厚约 0.3cm 的蒜饼，放置于施灸的穴位上，其他操作与隔姜灸相同（图 1-11）。

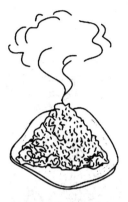

图 1-11 隔蒜灸

本方法清热解毒、杀虫止痒，主要用于治疗痈疽、肿毒等。

（3）隔盐灸（神阙灸）：将干燥的食盐填平脐部（或在食盐上再放一薄姜片以防止盐粒遇热爆炸），如果患者脐部有凸起，可用湿面条围于脐周，将盐填于其中。然后将大艾炷点燃放置其上施灸即可（图 1-12）。

本法回阳救逆、升阳固脱，主要用于治疗急性吐泻、腹痛、虚脱、四

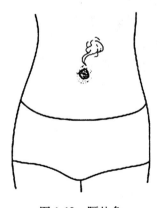

图 1-12 隔盐灸

肢厥冷等。

（4）隔附子饼灸：将附子研成粉末，用酒调和成硬币大小的饼，直径2~3cm，厚0.3~0.5cm，中间用针扎几个孔，置于施术部位上，再将点燃的艾炷置于其上施灸（图1-13）。

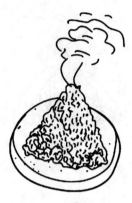

图1-13 隔附子饼灸

本方法温肾补阳，主要用于治疗命门火衰引起的阳痿、早泄、疮疡长久不愈等。

以上介绍的间接灸法操作要领如下：

①确定好易于固定的体位。

②被灸的部位表面一定要呈水平状态，便于艾炷放稳妥。

③在施行间接灸时体位不能变动，尤其是施灸的部位不能移动，以免艾灸跌落造成烫伤，尤其是给儿童施灸时更要注意这一点。

二、艾条灸

艾条灸是将点燃的艾条对准要施灸的穴位或部位，进行施灸的方法。艾条灸又分为以下三种手法。

1. 温和灸

将点燃的艾条对准要施灸的穴位或部位进行熏烤，艾条与皮肤相距2~3cm，连续灸5~15分钟，至皮肤温热稍起红晕为度。对小儿或昏厥患者以及局部知觉减退的患者，操作者可将食、中两指，置于施灸部位两侧，通过操作者手指的温度来测知患部的受热程度，以便掌握施灸的时间和调节施灸的距离，防止烫伤（图 1-14）。

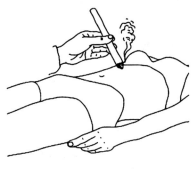

图 1-14 温和灸

该法温经散寒，主要用于治疗风寒痹痛等症。

2. 回旋灸

将点燃的艾条对准要施灸的穴位，与皮肤保持 2cm 左右的距离，与皮肤平行，均匀的左右或上下回旋往返移动进行施灸，移动的速度要缓慢均匀，保持皮肤有一定的温热感，约需 15 分钟，以皮肤温热潮红为度（图 1-15）。

该法作用面积大，主要用于治疗风湿痛、神经麻痹、软组织损伤以及

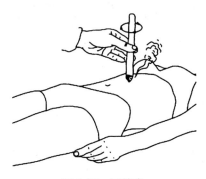

图 1-15 回旋灸

皮肤病等。

3. 雀啄灸

将点燃的艾条对准施灸的部位，进行一上一下，一远一近的移动，像麻雀啄食一样，使皮肤有温热感，一般5分钟左右即可。注意向下活动时不可使艾条燃及皮肤，及时弹除烧完的灰烬，移动时不可过快过慢（图1-16）。

该法主要用于治疗急性病、晕厥等疾病。

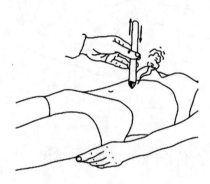

图1-16　雀啄灸

以上介绍的艾条灸操作要领如下：

①当一远一近移动时，操作要慢，使热力连续渗透。

②在靠近皮肤时不可过近，以免烫伤皮肤。

③被灸者的身体或局部千万不可乱动，以免烫伤。

④对于休克或局部感觉减退者以及小孩，操作时可将食指和中指放在艾灸部位的两边，凭自己的手指感觉艾灸的受热程度，以便随时调节艾灸的远近，以及掌握艾灸的时间，防止烫伤。

⑤选用温和灸时，应由远而近，如感觉有灼热感时可离远一点。

三、温针灸

温针灸是一种将毫针刺法与艾灸相结合的治疗方法，适用于既需要针灸又要施艾灸的病症。使用时，先将毫针刺入腧穴，得气后，将针留在适当的深度，然后将纯净的艾绒捏在针尾上，或直接将一段长约2cm的艾条插在针尾上，然后从上点燃艾绒或艾条，进行施灸，使热力通过金属针传入人体内，达到增加温热刺激的效果。待艾绒或艾条烧完后，除去灰烬，将针起出即可（图1-17）。

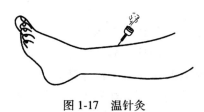

图 1-17　温针灸

该法用于治疗寒滞经脉、气血痹阻一类的疾病。

四、温灸器灸

温灸器灸是用专门用于施灸的器具来进行艾灸的治疗方法。使用温灸器时，先将艾绒放入温灸器内点燃，然后在应灸的腧穴或部位上来回熨烫，到局部发红为止（图1-18）。

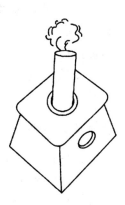

图 1-18　温灸器灸

该法对小儿、妇女及畏惧针治者最为适宜。主要用于治疗虚寒性腰痛、腹痛、关节痛等病症。

第四节　艾灸的用量

艾灸的用量就是施灸时向体内导入的热量，这主要取决于施灸时间长短、施灸的面积大小及施灸时所达到的热度。施灸的时间长短主要由疾病种类、病情轻重、患者体质等多方面因素决定；施灸的面积大小和施灸时所达到的热度主要由施灸时所用艾炷的大小、壮数的多少决定。

一、根据病情确定艾灸量

如果是非常严重的急性病症，病情严峻，或者是长期的顽疾，一般来说应该加大艾灸量。尤其是急性病症，许多医学专家都认为艾粒数量要多，许多医学著作中，艾灸用量"五十壮、百壮、五百壮"，随处可见。《扁鹊心书》中有记载，病症严重时，宜在肚脐以下艾灸五百粒。然而有些专家认为艾灸的数量应当根据身体不同部位来确定，比如《千金方》就认为，施灸时，在头部、面部和四肢上的艾灸数量可以更多，腹部背部的艾灸应该少些，最多不能超过 50 个艾粒，最少不能低于 5 粒。如果是老年人实施艾灸，并且没有明显病症，只是用于养生保健，艾灸的数量应该少些，但必须坚持长期施行。如果病在浅表，艾灸量应当少些；如果是内科病症，艾灸量应该更多；而且如果是脓疮等发生在表皮的皮肤病，虽然表现在外表皮肤，但其病根确实发于体内，所以也应当用大量的艾灸。

二、根据患者性别年龄和身体素质确定艾灸量

患者的年龄、性别不同，则其气血、阴阳盛衰以及对艾灸的适应性是不同的。古代的中医一般以患者的年龄来确定艾灸量，患者年龄越大，适用的艾灸量应适量加大。并且，每个人的体质情况也不相同，男女性别的生理、病理表现也有所不同，因此应当综合考虑这些情况来进行艾灸。

三、根据季节、天气来确定艾灸量

在寒冷的冬天，进行艾灸疗法时应当适当加大艾灸数量，这样不仅能治病，而且能够起到很好的驱寒作用，帮助阳气回升。在此基础上，我国北方地区更加寒冷，应当用更大的艾灸量；我国南方地区温度较高且湿度更大，因此艾灸量应当相应减少。

四、根据穴位位置确定艾灸量

在实施艾灸时，如果所需的穴位皮肉较薄，病症较浅，艾灸量应当较少；如果皮肉较厚则应当加大灸量。临床实验也表明，有的穴位，比如大椎穴、至阴穴等，皮肉浅薄，就应该减少艾灸量，用量太多反而效果会变差。

五、根据艾炷大小确定艾灸量

《千金要方》认为，艾炷底部的直径不应小于3cm。不过这是针对隔物灸而言，如果是瘢痕灸，艾柱可以小到米粒大小。在施灸时，可以通过选择艾炷大小来控制艾灸量。

六、根据患者感受确定艾灸量

有的患者在进行艾灸时，会感到灼热，而不同的病情也有不同的施灸方法和感受。有的施灸方法只要局部有温热感即可，而有的必须有灼烧感才行，根据患者的不同感受可以进行控制。

另外，艾灸还有传导感觉，比如说隔物灸中的隔姜灸或者隔蒜灸，在施灸时，必须要持续施灸至患者感觉口鼻中有蒜味或者姜味的时候才能停止。

七、根据施灸次数确定艾灸量

各种病症都有不同的施灸方法和施灸量，将一个病症所规定的施灸数量一次性灸完，这种方法称为顿灸，而分次灸完称为报灸。体质较弱的患者或者病症在皮肉浅薄处的患者，可以通过报灸的方式来控制，以提升艾灸效果，避免不良反应。

　　艾灸的取材一般是以艾叶为主，并且一般都制成艾条进行施灸。艾条的形式可以让施灸者更好的控制灸量。在操作时，一次施灸的取穴量要少，但要选择重要穴位，而在进行直接施灸的时候，患者的灼烧感强的效果较好。

　　在施行回旋灸时应当注意，必须手握艾条在穴位上反复打圈移动，而且必须保持火力和力度的均衡，刺激作用也不能停顿，这样就会对穴位产生连续不断的刺激。这种手法能够渐渐积累艾灸量，当积累到一定的程度，就会出现灸的感传。

第五节　艾灸疗法常用体位和艾灸顺序

一、艾灸常用体位

　　在进行艾灸疗法时，选择适当的体位，既可以方便施灸者的施灸操作，又有利于准确选穴和安放艾炷施灸，使患者感觉舒适，从而使艾灸疗法能正确而顺利地进行。

　　1. 伏案式坐位

　　患者俯伏而坐，暴露后背及项部，适用于灸疗头顶、颈部和背部的穴位（图 1-19）。

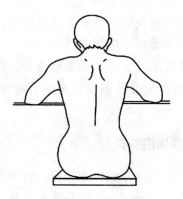

图 1-19　伏案式坐位

2. 仰靠式坐位

患者仰坐于靠背椅子上，适用于灸疗头面、颈部和上胸部的穴位（图 1-20）。

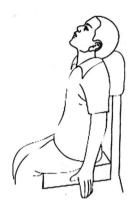

图 1-20　仰靠式坐位

3. 仰卧式

患者自然平躺于床上，双上肢平摆于体侧或屈曲搭于腹侧，下肢自然分开，膝下可垫以软枕，适用于灸疗头面、胸腹，上肢、下肢内、前、外侧穴位（图 1-21）。

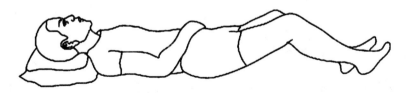

图 1-21　仰卧式

4. 俯卧式

患者自然仰卧于床上，肘关节下可垫以软枕，适用于灸疗项背腰臀、下肢后侧的穴位（图 1-22）。

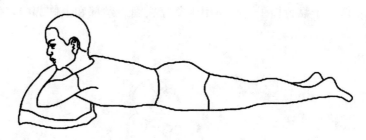

图 1-22　俯卧式

5. 侧卧式

患者自然侧卧于床上，双下肢屈曲，或伸下腿，屈上腿，上面的前臂下可垫以软枕，适用于灸疗侧头、颈肩、胁肋、髋膝、小腿外侧的穴位（图 1-23）。

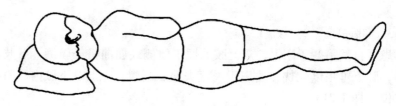

图 1-23　侧卧式

二、艾灸先后顺序

艾灸的先后顺序在许多古代医书中都有记载，《千金要方》《明堂灸经》《千金翼方》等都对艾灸疗法的顺序进行了清楚的阐释，总结以后可以概括为：

1. 在实施艾灸的时候，应该先灸阳经，后灸阴经。这样能够达到阴平阳秘，避免亢盛。

2. 先灸背部，后灸腹部；先灸身体上部，再灸身体下部。这样可以避免头部过热，咽喉不适。

3. 先灸头部，再灸四肢。上半身性属阳，下半身性属阴，这样的顺序可以达到阴生阳降，还能够降火，达到水火相平。

4. 艾粒的数量应当先少后多。这样艾灸的强度会从弱到强递增，对于患者来说比较容易适应。当然，人的病症有轻重缓急，因此在实际施灸时，应当灵活运用。

第六节　艾灸疗法的禁忌和注意事项

艾灸的操作方法比较特殊，如果操作不当，可能会对身体产生一些伤害，如烫伤等，因此在家庭中施灸时，需要注意艾灸的禁忌和注意事项，减少操作不当给身体带来的伤害。

一、禁忌

1. 施灸的过程中要损耗一些精力，所以某些情况下的人是不适合艾灸的，如饥饿、过饱、醉酒、疲劳、大汗淋漓、情绪不佳、虚弱等情况，当停止施术，以防晕灸。

2. 当患有某些传染病或处于高热、昏迷、抽风、身体极度衰弱、形瘦骨立等情况下，不宜艾灸。

3. 一些无自制能力的人如精神病患者，不宜艾灸。

4. 若有出血倾向，或患有恶性肿瘤、活动性肺结核者，不宜艾灸。

5. 局部有严重水肿者，也不宜施灸。

6. 现代医学认为禁灸的穴位有精明穴、素髎穴、人迎穴、委中穴。

7. 面部穴位慎用，以防过热起水疱，影响面容。

8. 心脏大血管及黏膜部位附近，少灸或不灸。

9. 孕妇的小腹部、腰骶部，男女的乳头、阴部、睾丸等不宜灸。

二、注意事项

1. 灸疗时，当以皮肤红润有温热或微有灼热感为度，避免因离皮肤太近时间过长而引起烫伤。

2. 万一操作不当出现小水疱，只要注意不擦破，让其自然吸收即可。如果水疱较大，可用消毒的针刺破，放出水液，再涂上龙胆紫药水，用纱布包扎，待其自然恢复或请医生处理。如有化脓灸者，在灸疮化脓期间，要注意适当休息，加强营养，保持局部清洁，并可用敷料保护灸疮，以防污染，待其自然愈合。如处理不当，灸疮脓液呈黄绿色或有渗血现象者，可用消炎药膏或玉红膏涂敷。

3. 艾灸时要选择易于操作和坚持的姿势，心情要放松，不要随意移动身体以免烫伤。

4. 室内空气要清新，温度要适中；要避免吹风，以防受寒。

5. 艾灸操作的原则是：先背部后腹部，先上部后下部，先头部后四肢，不可违反。

6. 晕灸的防治：晕灸者极为少数，但是若出现头晕、眼花、恶心、面色苍白、血压下降、心慌出汗，甚至晕倒等症状，不必惊慌，可让患者平卧，马上灸足三里 5~10 分钟，即可缓解。

7. 艾炷、艾条用完后一定要完全熄灭，确保不复燃。艾条极易复燃，应熄灭后单独放置于密闭的玻璃瓶内，一定要注意防火安全。

8. 春交夏时，夏交秋时，最适宜灸。此时经脉开合，气血流转，适时以艾灸火热之力助阴阳互生，气血旺盛，治病防病都能够事半功倍。

第七节　灸疮的处理及灸后调养

施灸后根据身体的变化应进行一些处理，在生活上也要配合进行调理，以巩固治疗效果。现在普遍流行使用艾条进行温和灸，施灸后，皮肤有红晕灼热感，但无灸瘢，因此不需处理即可恢复。如使用艾炷直接灸后可能会损伤皮肤组织，产生化脓、起疱现象。此时，应当注意疮面护理，同时灸后也应从饮食起居方面加以调护。

一、灸后处理

1. 停止艾灸

在施灸过程中发现出现了灸疮或者灸疱时，就不要再继续施灸了，需等到灸疮愈合之后，才可以继续施灸。如果灸疱很大，就可以用清艾条采取温和灸的方式来给灸疱部位施灸，这样的办法可以使灸疱尽快萎缩结痂，也能更快恢复。

2. 保护灸疱

实施艾灸过程中出现灸疱，要对其进行保护，可以用薄纱布进行包扎，但也要避免衣服摩擦，也不能用敷料糊住灸疱。

3. 局部消毒后挑破

灸疱最后会发展成为灸疮，而且在化脓灸中比较常见。如果灸疱很小，身体一般会自然吸收，这期间要注意保护皮肤，避免衣物与皮肤摩擦导致灸疱破损。而较大的灸疱可以用消毒过的针具刺破，然后用棉球将灸疱里渗出的液体擦拭干净，一段时间后，灸疱就会萎缩结痂。

灸疱破溃后，有的时候会出现化脓情况，这就是灸疮。灸疮是艾灸的一个标志性表现，在艾灸疗法理论中，一般认为如果发生灸疮现象的时候，患者康复速度会更快。灸疮破溃后的处理方法是，用75%的酒精在灸疮周围消毒，每天一次，之后用棉签洗干净灸疮表面的脓液，无需清理脓苔，不然会非常痛，而且还会阻碍脓液流出。患者在产生灸疮期间还是应该继续坚持艾灸疗法，但要降低强度，一般用温和灸法，使灸疮创面干燥，早日结痂，也能保持艾灸效力的持续性。

二、灸后调养

1. 艾灸治疗之后需要喝一杯温水，水温稍高一些，60℃为最佳，这个温度能够缓解艾灸治疗过程中的口渴，也能迅速稳定情绪。

2. 艾灸治疗过程中和结束后一段时间内不能喝冷水、吃冷食和接触冷水，否则会影响艾灸治疗的效果，不利于疾病的康复。艾灸治疗后如果一定要洗手，需用50℃左右的水来洗。

3. 艾灸治疗之后最好半个小时后再洗澡。艾灸20～30分钟后，毛孔张开，全身经络也处于施灸后的休整状态，艾灸后的热度也逐渐挥发，此时再用热水洗澡，更有利于血液和淋巴循环。

4. 如果是以艾灸疗法治疗不孕不育症，在施灸后不宜马上同房。施灸过后，女性子宫和输卵管内温度较高，不利于精子的存活。因此，在进行施灸后1天再行同房，这时子宫和输卵管的环境已经变得有利于精子的着床和存活。不过，每个人的情况不同，有的男性精子成活率很高，即使环境不利于存活，但还是能够成功受孕；而有的男性精子存活率不高，即使受孕环境再好也无法存活。

5. 艾灸治疗之后必须注意保暖，切不可感染风寒，并且要保持情绪的稳定，因为情绪大起大落会使艾灸效果大打折扣。谨慎起居，切忌生冷醇厚味，尽量以粗粮素食为主，太过饥饿或者太过饱腹都不利于艾灸疗效，尤其是有胃肠疾病的人，更要相当注意。

6. 施灸后，应当从有利于灸疮愈合或保护机体正气出发，注意调理。

7. 施灸产生灸疮后为了促进灸疮的正常透发，可适量食用有助于透发的食物，如鸡肉、鲤鱼、笋、豆类、香蕈、蘑菇等。

8. 当灸疮开始愈合后，便应当减少有助透发食物的摄入，以免延长灸疮愈合的时间。

9. 使用化脓灸后，灸疮处在化脓期间，应当避免重体力劳动。

10. 灸疮受到污染而引发炎症时，可用消炎药膏涂敷疮口并口服抗生素消炎。

11. 疮口未愈合时饭菜宜清淡，忌食鱼、虾、蟹、鹅、鸡、羊肉、辛辣食物，忌烟酒。否则易生痰涎，致病气滞留，久疮不能外透。同时，性生活过度也会有碍灸疮收口。

第二章　艾灸疗法与经络穴位

第一节　艾灸疗法与经络的关系

《黄帝内经》中指出经络可以"决生死，治百病"。经络向内归属于五脏六腑，向外四通八达于四肢百骸，把人体各部分联系成了奥妙无穷的整体。人体中经络通行，一般来说气血充足，人体健康，而一旦经络不通畅，造成气血瘀塞，于是相应部位的器官组织就会产生疾病。对经络进行调节，能够调节气血运行，以便更好地保健身体，而艾灸正可以起到调节经络的作用。第一，在人体经络上实施艾灸疗法与在身体其他部位实施艾灸疗法的效果是完全不同的。第二，在经络上实施药物治疗，可以让经络将药物的力量发挥到最大，经络在人体中是多层次、多功能交叠、多表现形态的控制系统。因此在人体穴位上实施艾灸，就能够加强血液循环和对脏器的刺激，从而使其效用发挥得更大。第三，经络穴道会将受到的刺激和吸收的药物储存起来，从而使药物长时间停留在体内，并在一段时间内逐渐发挥效用，使病情得以缓解。

第二节　艾灸疗法与穴位的关系

一、穴位的取穴方法

在艾灸过程中，选穴是否准确直接关系到治疗的效果，以下介绍几种常用的方法。

1. 骨度分寸定位法

骨度分寸定位法是指以骨节为主要标志，测量人体不同部位的长度，作为量取穴位标准的方法。骨度分寸法有横寸和直寸之分。常用的横寸有：两额角发际之间9寸、两乳头之间8寸、两肩胛骨内缘之间6寸。常用的直寸有：前后发际之间 12 寸、胸骨上窝至胸剑联合 9 寸、胸剑联合至脐中 8 寸、脐中至耻骨联合上缘 5 寸、腋前皱襞至肘横纹 9 寸、肘横纹至腕横纹 12 寸、股骨大转子至腘横纹 19 寸、臀横纹至腘横纹 14 寸、腘横纹至外踝尖 16 寸、耻骨联合上缘至股骨内上髁上缘 18 寸、胫骨内侧髁下方至内踝尖 13 寸。特定部位的骨度分寸只能作为取该部位穴位所用（表 2-1 和图 2-1、图 2-2、图 2-3）。

表 2-1　常用的骨度折量寸表

部位	起止点	折量寸	度量法	说　明
头面部	前发际正中至后发际正中	12	直寸	用于确定头部经穴的纵向距离
	眉间（印堂）至前发际正中	3	直寸	
	第 7 颈椎棘突下（大椎）至后发际正中	3	直寸	用于确定前或后发际及其头部经穴的纵向距离
	眉间（印堂）至后发际正中第 7 颈椎棘突下（大椎）	18	直寸	
	两额发角（头维）之间	9	横寸	用于确定头前部经穴的横向距离
	耳后两乳突（完骨）之间	9	横寸	用于确定头后部经穴的横向距离
胸腹胁部	胸骨上窝（天突）至胸剑联合中点（歧骨）	9	直寸	用于确定胸部任脉经穴的纵向距离
	胸剑联合中点（歧骨）至脐中	8	直寸	用于确定上腹部经穴的纵向距离
	脐中至耻骨联合上缘（曲骨）	5	直寸	用于确定下腹部经穴的纵向距离
	两乳头之间	8	横寸	用于确定胸腹部经穴的横向距离
	腋窝顶点至第 11 肋游离端（章门）	12	直寸	用于确定胁肋部经穴的纵向距离

续　表

部位	起止点	折量寸	度量法	说　明
背腰部	肩胛骨内缘（近脊柱侧点）至后正中线	3	横寸	用于确定背腰部经穴的横向距离
	肩峰缘至后正中线	8	横寸	用于确定肩背部经穴的横向距离
上肢部	腋前、后纹头至肘横纹（平肘尖）	9	直寸	用于确定上臂部经穴的纵向距离
	肘横纹（平肘尖）至腕掌（背）侧	12	直寸	用于确定前臂部经穴的纵向距离
下肢部	耻骨联合上缘至股骨内上髁上缘	18	直寸	用于确定下肢内侧足三阴经穴的纵向距离
	胫骨内侧髁下方至内踝尖	13	直寸	
	股骨大转子至腘横纹	19	直寸	用于确定下肢外后侧足三阳经穴的纵向距离（臀沟至腘横纹相当 14 寸）
	腘横纹至外踝尖	16	直寸	用于确定下肢外后侧足三阳经穴的纵向距离

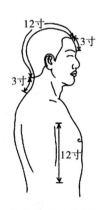

图 2-1　骨度分寸（头部）示意图

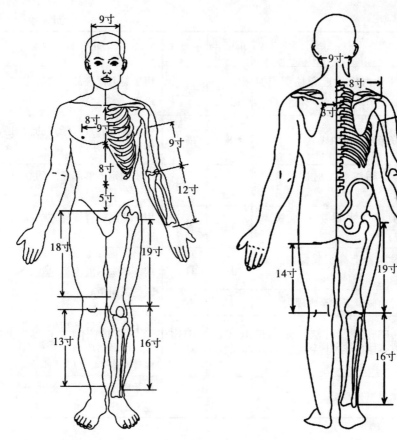

图 2-2　骨度分寸（正面）示意图　　　图 2-3　骨度分寸（背面）示意图

2. 解剖标志定位法

解剖标志定位法是以人体体表具有特征的解剖标志为依据，来确定穴位位置的方法。人体的解剖标志有固定标志和活动标志两种。

（1）固定标志：是指各部由骨骼和肌肉所形成的凸起和凹陷、五官轮廓、头发边际、指（趾）甲、乳头、脐窝等标志定取穴位置的方法。

（2）活动标志：是指运用人体各部的关节、肌肉、肌腱、皮肤随着活动而出现的空隙、凹陷、皱纹、尖端等标志来定取穴位置的方法。

3. 手指同身寸取穴法

手指同身寸取穴法是以被取穴者本人手指的长度或宽度为标准来取穴

的方法，简称指寸法。常用的指寸法有中指同身寸、拇指同身寸和横指同身寸三种（图2-4）。

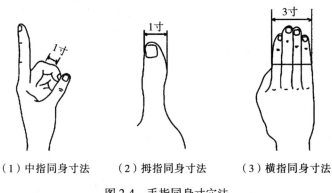

（1）中指同身寸法　　（2）拇指同身寸法　　（3）横指同身寸法

图2-4　手指同身寸穴法

（1）中指同身寸法：是以被取穴者的中指中节屈曲时内侧两端纹头之间的距离作为一寸，可用于四肢部取穴的直寸和背部取穴的横寸。

（2）拇指同身寸法：是以被取穴者拇指指关节的宽度作为一寸，亦适用于四肢部的直寸取穴。

（3）横指同身寸法：又名"一夫法"，将食指、中指、无名指和小指并拢，以中指中节横纹处为准，四指的宽度作为3寸。用于四肢部取穴的直寸。

4. 简便取穴法

简便取穴法是临床上常用的一种简便易行的取穴方法，常作为一种辅助方法使用。如两手虎口自然平直交叉，一手食指压在另一手腕后高骨的上方，在食指尽端到达处取列缺；立正姿势，垂手中指端取风市；手半握拳，以中指的指尖切压在掌心的第二横纹上取劳宫穴等。

二、穴位的配穴原则

配穴方法是在选穴原则的基础上，根据各种不同的病症的治疗需要，选择具有协调作用的两个以上的穴位加以配伍应用的方法。

1. 按经脉配穴法

（1）本经配穴法：当某一脏腑、经脉发生病变时，应选该脏腑、经脉的腧穴配成处方。如肺病咳嗽，既可取局部腧穴肺俞、中府，也可取本经之太渊。《灵枢·厥病》载"厥头痛，项先痛，腰脊为应，先取天柱，后取足太阳"等均属于本法的具体运用。

（2）表里配穴法：以脏腑、经脉的阴阳表里的关系为配穴依据。在临床上既可单取其表经腧穴，也可单取里经或表里配合均可。特定穴中的原络配穴法，也是本法在临床上的具体运用。

（3）同名经配穴法：将手足同名经的腧穴相互配合，基于同名经"同气相通"的理论。

2. 按部位配穴法

（1）上下配穴法：将上肢和下肢的腧穴同时选用来治疗同一部位的病变。此法临床应用最广泛。如《百证赋》载："强间（上）丰隆（下）之际，头痛难禁……观其雀目肝气，睛明（上）行间（下）而细推。"《天元太乙歌》"心痛手颤少海间，欲要除根针阴市"以及"八脉交会穴"配合应用等，均属本法的应用。

（2）前后配穴法：前后配穴法亦名"腹背阴阳配穴法"。前指胸腹为阴，后指脊背为阳。本法是以前后部位所在的腧穴配伍成处方的方法。凡脏腑病均可采用此法，如胃脘痛，前取中脘、建里，后配脾俞、脊中等，或用募穴中脘和背俞穴胃俞，即属于本法。

（3）左右配穴法：本法是根据外邪所犯经络的不同部位，在"巨刺"的原则下配穴成方的方法，它既可左右双穴同取，也可左病取右，右病取左；既可取经穴，又可取络穴，随病而取；或脏腑经络病涉及双侧时，均左右腧穴同时并取。

三、艾灸疗法的取穴原则

艾灸治疗是通过对一定的腧穴进行艾灸来完成的，作为针灸临床治疗的实施方案，配穴处方的得当与否，直接关系到治疗效果的好坏。选取适当的腧穴是配穴处方主要内容之一。人体有 361 个经穴和众多的经外奇穴，每个穴位都有一定的特性，其主治功能不尽相同。只有依据经络、腧穴理论，结合临床具体实践，掌握取穴的一般原则，才能合理地选取适当的腧穴，为正确拟定艾灸处方打下基础。灸疗处方中腧穴的选取，以脏腑经络学说为指导，以循经取穴为主，并根据不同证候选取不同腧穴。因此，取穴原则主要包括近部取穴、远部取穴和随证取穴。

1. 近部取穴

近部取穴是指选取病痛的所在部位或邻近部位的腧穴，这一取穴原则是根据腧穴普遍具有近治作用的特点提出来的。其应用非常广泛，大凡其症状在体表部位反映较为明显和较为局限的病证，均可按近部取穴原则选取腧穴，予以治疗。例如，鼻病取迎香，口㖞取颊车、地仓，胃病取中脘、梁门等，皆属于近部取穴。

2. 远部取穴

远部取穴是指选取与病变部位较远的腧穴，这一取穴原则是根据腧穴具有远治作用的特点提出来的。人体许多腧穴，尤其是四肢肘、膝关节以下的经穴，不仅能治疗局部病证，而且还可以治疗本经循行所及的远隔部位的病证。这种选穴原则结合经脉循行体现了"经脉所过，主治所及"的规律，以穴位所归属的经脉确定其主治病证。例如，在临床上取百会可治疗子宫脱垂，水沟可治疗急性腰扭伤，少泽可治疗乳少，内关可治疗心脏疾患、止呕吐，三阴交可治疗妇科痛经等，都是远部取穴的具体应用。

3. 随证取穴

随证取穴，又称对证取穴，或称辨证取穴，是指根据病证的性质，运用中医理论进行辨证分析，将病证归属于某一脏腑或经脉，然后按经选穴。近部取穴和远部取穴适用于病痛部位明显或局限者，但临床上有许多疾病往往难以明确其病变部位，如失眠、自汗、盗汗、虚脱、抽搐、昏迷，对于这一类病证，可以按照随证取穴的原则选取适当腧穴。例如，治失眠多梦可选取神门、大陵，治盗汗可选取阴郄、后溪，治虚脱可选取气海、关元，治昏迷可选取素髎、水沟等，均属随证取穴的范畴。有些腧穴对某一方面的病证有特殊的治疗效果，在治疗中经常选用，如属气病的胸闷、气促等取膻中，属血病的血虚、慢性出血等取膈俞，属筋病的筋骨酸痛等取阳陵泉，这些也都属随证取穴的范畴。

上述取穴原则在临床上除可单独应用外，还常相互配合应用。例如，治疗哮喘实证，可选取膻中、中府、尺泽、列缺，取中府为近部取穴，取尺泽、列缺为远部取穴，取膻中为随证取穴。

四、艾灸疗法的配穴法

配穴方法是在选穴原则的基础上，选取主治相同或相近，具有协同作用的腧穴加以配伍应用的方法。配穴是选穴原则的具体应用，配穴是否得当，直接影响治疗效果。因此，历代医家非常重视并总结出多种行之有效的配穴方法，主要包括本经配穴、表里经配穴、上下配穴、前后配穴和左右配穴等。配穴时要处理好主与次的关系，坚持少而精的原则，突出主要腧穴的作用，适当配伍次要腧穴。

1. 本经配穴法

某一脏腑、经脉发生病变时，即选某一脏腑经脉的腧穴，配成处方。如肺病咳嗽，可取局部腧穴肺募中府，同时远取本经之尺泽、太渊，属于本法的具体运用。

2. 表里经配穴法

表里经配穴法是以脏腑、经络阴阳表里关系为依据的配穴方法。即某一脏腑经脉有病，取其表里经腧穴组成处方施治。《灵枢·五邪》记载："邪在肾，则病骨痛阴痹……取之涌泉、昆仑。"这就是表里经配合应用。特定穴中的原络配穴法，也是本法在临床上的具体运用。

3. 上下配穴法

是指将腰部以上腧穴和腰部以下腧穴配合应用的方法。上下配穴法在临床上应用广泛，如治疗胃病取内关、足三里，治疗咽喉痛、牙痛取合谷、内庭，治疗脱肛、子宫下垂取百会、长强。此外，八脉交会穴配合应用等，也属于本法的具体应用。

4. 前后配穴法

前后配穴法在《灵枢·官针》中被称为"偶刺"法。前是指身体前面即身体阴面，后是指身体背面，为阳面，也称"腹背阴阳配穴法"。它是以身体前后部位所在腧穴相互配伍的方法。前后配穴法主要用于胸腹和背部腧穴，多用于治疗脏腑病证。例如，胃痛前取中脘、梁门，后取胃俞、胃仓。

5. 左右配穴法

左右配穴法是指选取肢体左右两侧腧穴配合应用的方法。临床应用时，一般左右穴同时取用，以加强协同作用，如心病取双侧心俞、内关，胃病取双侧胃俞、足三里等；左右不同名腧穴也可同时并用，如左侧面瘫，取左侧颊车、地仓，并配合右侧合谷等；左侧偏头痛，取左侧头维、曲鬓，并配合右侧阳陵泉、侠溪等。

第三节 常用艾灸保健穴位

在身体某些特定穴位上施灸，以达到和气血、调经络、养脏腑、益寿延年的目的，这种养生方法称之为保健灸法。保健灸不仅可以用于强身保健，亦可用于久病体虚的人，是中医独特的养生方法之一。

保健灸法至今已流传已久。在《扁鹊心书》中就有记载："人于无病时，常灸关元、气海、命门、中脘……虽未得长生，亦可得百余年寿矣。"说明在古代运用灸法进行养生，已经颇受欢迎。现在保健灸法仍然是广大群众所喜爱并乐于接受的养生方法。

保健灸的主要作用是温通经脉、行气活血、培补后天、和调阴阳，从而达到强身、防病、抗衰老的目的。

一、大椎

【位置】在脊柱区，后正中线上，第 7 颈椎棘突下凹陷处（图 2-5）。

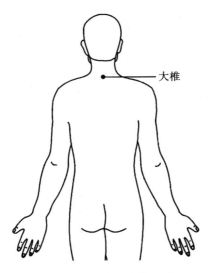

图 2-5　大椎穴位

【保健功效】大椎穴是手足三阳经和督脉的交会穴，是保健要穴，具有益气固表、提高免疫力的功效，能防治各种虚损和感冒等病症，还可清脑凝神，增强智力，调节大脑功能。

【保健灸法】如体虚感冒或哮喘，可在每年夏天隔姜灸 10~15 次，每次 3~7 壮。或温和灸，每次 10 分钟左右。

二、足三里

【位置】在外膝眼下 3 寸，胫骨前缘一横指处（图 2-6）。

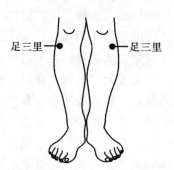

图 2-6　足三里穴位

【保健功效】足三里穴能健脾益胃，促进消化吸收，并对肠胃、心血管系统等有良好的调节作用；改善人的免疫功能，强壮身体，中老年人常灸足三里可以预防中风，还有抗衰老的作用。

【保健灸法】艾条悬起灸：每次15~20 分钟，以穴位处稍有红晕为度。隔日施灸 1 次，每月灸 10 次；或每月初一至初八（农历）连续施灸 8 天，效果更佳；或每月初一灸 1 次，每隔 8 天 1 次。

三、关元

【位置】在下腹部，前正中线上，脐中下 3 寸（图 2-7）。

【保健功效】关元穴又称丹田，是一身元气之所在，是养生保健、强壮体质的重要穴位，也是老年保健灸的常用穴位。具有补肾益气、补气回阳、调通冲任、理气和血的功效。

【保健灸法】用隔姜灸、艾炷灸，每次 3~7 壮；或温和灸，10~15 分钟，隔日 1 次。

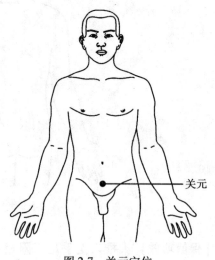

图 2-7　关元穴位

四、中脘

【位置】在上腹部，前正中

线上，脐中上4寸（图2-8）。

【保健功效】强壮要穴，具有健脾益胃、培补后天的作用。

【保健灸法】可用艾炷灸，每次7~15壮，或温和灸10~15分钟，每日或隔日1次。

五、曲池

【位置】在肘横纹外侧端，屈肘，当尺泽与肱骨外上髁连线中点（图2-9）。

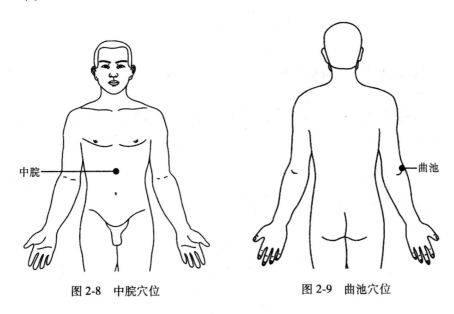

图2-8　中脘穴位　　　　　　　　图2-9　曲池穴位

【保健功效】曲池为大肠经的合穴，能有效调节胃肠功能。艾灸此穴有疏风解表、清热解毒、消肿的功效。

【保健灸法】可用艾条温和灸或回旋灸，每次10~15分钟，每日或隔日1次。

六、三阴交

【位置】在小腿内侧，当足内踝尖上3寸，胫骨内侧缘后方（图2-10）。

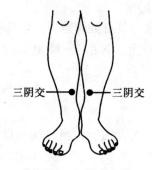

图 2-10　三阴交穴位

【**保健功效**】三阴交穴有调补肝肾气血、疏通经脉、延缓衰老、推迟更年期的功效。

【**保健灸法**】可用艾条温和灸或雀啄灸，每次 10 ~ 15 分钟，每日或隔日 1 次，至少连灸 1 个月。

八、神阙

【**位置**】在脐区，脐中央（图 2-11）。

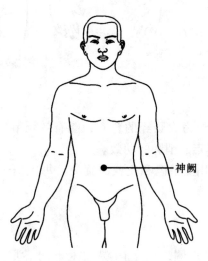

图 2-11　神阙穴位

【**保健功效**】神阙为任脉之要穴，具有温阳益气、补肾健脾之功，具有益寿延年的功效。

【**保健灸法**】用间接灸法，可用隔姜灸或隔盐灸，每次3～7壮。艾灸此穴最好选择在冬季进行。

九、命门

【**位置**】在脊柱区，后正中线上，第2腰椎棘突下凹陷处（图2-12）。

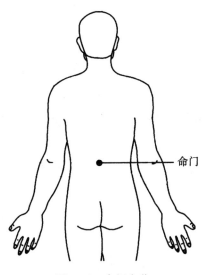

命门

图2-12　命门穴位

【**保健功效**】命门穴具有培元固本、补肾强腰、调经止带的功效。

【**保健灸法**】用艾炷灸或隔姜灸，每次3～5壮，每日1次或隔日1次。

十、涌泉

【**位置**】在足底部，屈足卷趾时足心最凹陷处，约在足底第2、3趾蹼缘与足跟中点连线的前1/3与后2/3交点上（图2-13）。

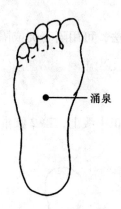

图 2-13 涌泉穴位

【保健功效】具有补肾壮阳、养心安神的作用，健身强心，有益寿延年的功效。

【保健灸法】艾炷灸，每次 3~7 壮，每日 1 次或隔日 1 次。

第三章　内科常见病艾灸疗法

第一节　感　　冒

感冒是由病毒或细菌引起的上呼吸道感染性疾病。男女老幼均易感染，一年四季皆可发病，以冬春寒冷季节多见，气候骤变时发病增多、受寒冷、淋雨等可诱发。中医将感冒分为风寒感冒、风热感冒和暑湿感冒。当气温下降时，因饮食不节制、生活缺乏规律、工作过于劳累而导致人体的抗病力下降，加上受寒的原因，人们很容易感冒，这种感冒就属于风寒感冒。通常如果人体过量食用辛辣油腻食物会导致内热聚集，甚至出现便秘、上火等症状，而此时，如果不小心淋雨或着凉，就很容易导致风热感冒。在炎热的夏天，人们常常怕热贪凉，在露天或通风处睡觉，空调下工作，过量食用寒凉食物及生冷瓜果。然而，在感受凉意的同时，身体却受到不好的影响，很容易遭受暑湿而导致暑湿感冒。

中医认为感冒是由于机体正气不足，风热或风寒之邪犯肺所致，艾灸疗法可以升阳气，祛除风邪，在一定程度上缓解和治疗感冒引起的不适症状。

【症状】

（1）风寒感冒：表现为发热轻或不发热，恶寒怕冷，无汗，头身肢体酸痛，鼻塞声重，流清涕，喉痒咳嗽，痰稀色白，舌淡苔薄，脉浮紧。

（2）风热感冒：表现为发热较重，微恶风，汗出，头胀痛，鼻塞，流黄涕，咽干或肿痛，口渴，咳嗽痰黄，舌边尖红，苔薄黄，脉浮数。

（3）暑湿感冒：表现为身热不扬，微恶风，汗出不畅，头昏胀重，肢节酸重，痰黏涕浊，胸闷恶心，苔黄而腻，脉濡数。

【穴位选配】

主穴：风池、列缺、合谷、风门、肺俞。

配穴：①风寒证，再加迎香、支正；②风热证，再加大椎、足三里；

③暑湿证，再加孔最、中脘、足三里、支沟（图3-1）。

【艾灸方法】

（1）患者取俯卧位，用温和灸或隔姜灸施术风池、风门、肺俞穴，每次10~15分钟。

（2）用艾条温和灸施术列缺穴，每次10~15分钟。

（3）用艾条雀啄灸施术合谷穴，每次10~15分钟。

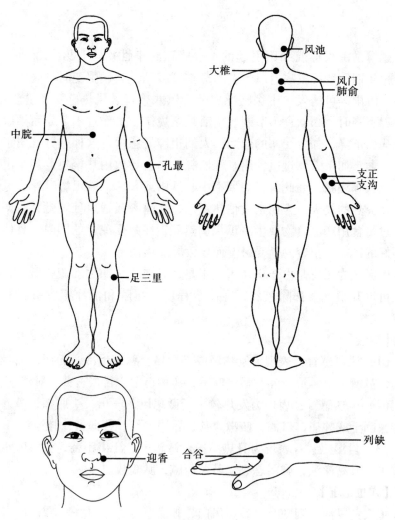

图3-1　感冒艾灸穴位

（4）风寒感冒加灸迎香穴、支正穴，每次 10~15 分钟。

（5）风热感冒加灸大椎穴、足三里穴，每次 10~15 分钟。

（6）暑湿感冒加灸孔最穴、中脘穴、足三里穴、支沟穴，每次 10~15 分钟。

以上操作每日 1 次，5 次为一疗程。

爱心贴士

（1）感冒期间要多喝开水，饮食宜清淡。可服用葱姜红糖汤：葱白（连须）3~7 条，生姜 3~5 片，浓煎后加红糖适量，热服发汗。

（2）在冬春疾病流行季节要做好预防工作，经常从事户外耐寒锻炼，提高抗病能力；常开门窗，保持室内空气流通。

（3）体虚易感冒者，平时可灸足三里、风门、大椎、肺俞穴，能够增强肺功能，提高机体免疫力，达到防病保健的作用。

第二节　咳　　嗽

咳嗽是机体对侵入气道病邪的保护性反应，是呼吸系统疾病的主要症状。中医将有声无痰称咳，有痰无声称嗽。临床一般声痰并见，故并称咳嗽。全年均可发病，尤以冬、春季多见。中医认为咳嗽外因主要是外邪六淫袭肺，内因主要是各脏腑的功能失调，病及于肺。临床上根据发病原因分为外感咳嗽和内伤咳嗽两大类。

艾灸疗法可以温肺脏，健肺止咳，在一定程度上缓解和治疗咳嗽症状。

【症状】

（1）外感咳嗽：咳嗽病程较短，起病急骤，或兼有表证。

①外感风寒：咳嗽声重，咳痰稀薄色白，鼻塞流涕，咽喉作痒，头痛，恶寒发热，形寒无汗，肢体酸楚，苔薄白，脉浮紧。

②外感风热：咳嗽气粗，咳痰黏稠、色黄，咽痛，或声音嘶哑，身热头痛，汗出，微恶风，舌尖红，苔薄黄，脉浮数。

（2）内伤咳嗽：咳嗽起病缓慢，病程较长，可兼脏腑功能失调症状。

①痰湿阻肺：咳嗽痰多、色白，呈泡沫状，易于咳出，胸脘痞闷，腹

胀纳差，舌淡苔白腻，脉濡滑。

②肝火灼肺：气逆咳嗽，阵阵而作，痰少而黏，不易咳吐，引胁作痛，面赤咽干，目赤口苦，舌边尖红，苔薄黄少津，脉弦数。

③肺阴亏虚：干咳，咳声短，以午后黄昏为剧，少痰，或痰中带血，潮热盗汗，形体消瘦，两颊红赤，神疲乏力，舌红少苔，脉细数。

【穴位选配】天突、中府、膻中、中脘、关元、尺泽、大椎、风门、膈俞、膏肓、肺俞、脾俞、肾俞、丰隆、足三里、外关、合谷、列缺（图3-2）。

【艾灸方法】

（1）外感风寒

①患者仰卧位，用艾条温和灸法取灸中府、尺泽、列缺穴，每穴灸5～10分钟。

②俯卧位，取大椎、风门、肺俞、外关、合谷，用艾条温和灸法，每

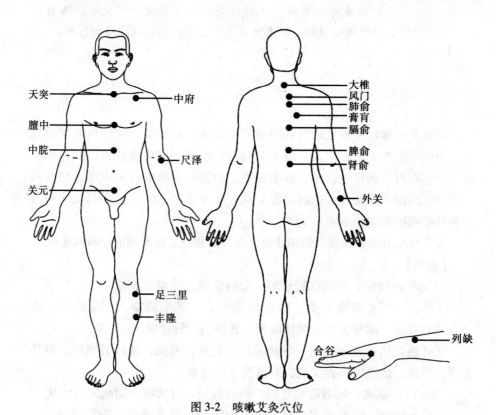

图 3-2 咳嗽艾灸穴位

穴灸5~10分钟。

以上各穴也可用艾炷隔姜灸，每穴灸3~5壮，每日1次，5次为一疗程。

（2）痰湿阻肺

①患者取仰卧位，用艾条温和灸天突、膻中、中脘、丰隆穴，每穴5~10分钟。

②取俯卧位，用艾条温和灸或用艾炷隔姜灸肺俞、脾俞穴，每穴5~10分钟。

以上操作每穴可灸3~5壮，每日1次，5次为一疗程。

（3）肺阴不足

①患者仰卧位，取关元、足三里，每穴用艾条温和灸5~10分钟。

②患者俯卧位，用艾条温和灸或用艾炷隔姜灸肺俞、膈俞、肾俞、膏肓，每穴5~10分钟。

以上操作每穴可灸3~5壮，每日1次，5次为一疗程。

爱心贴士

（1）患者应加强体育锻炼，增强体质，注意保暖，防止感冒。

（2）戒烟酒，忌食辛辣、肥甘厚味及寒凉食物，以免湿聚成痰，痰湿渍肺，咳嗽难愈。

（3）保证充足睡眠，睡觉时可将头部垫得稍高一些，可采取侧位，保持呼吸道通畅。

（4）萝卜蜂蜜饮

材料：白萝卜1个，生姜3片，大枣3枚、蜂蜜30克。

制法：将萝卜、生姜、大枣加水适量煮沸约30分钟，去渣，加蜂蜜调匀即可，每日1~2次。

功效：可起到散寒宣肺、祛风止咳的功效。

（5）枇杷清肺汤

材料：枇杷叶12克，桑白皮15克，金银花15克，黄芩9克，夏枯草9克，连翘9克，海浮石30克，甘草3克。

制法：将上述材料混合，加水煎服，每日一剂。

功效：可起到清肺热、滋阴润燥、止咳化痰的功效。

第三节　支气管哮喘

支气管哮喘系外界因素引起的一种支气管反应过度增高，导致气道可逆的痉挛、狭窄的疾病。本病可发于任何年龄。外源性哮喘常有过敏反应，吸入过敏源引起支气管平滑肌痉挛、收缩、黏膜充血、水肿、分泌增加等出现哮喘；内源性哮喘常由于呼吸道感染、寒冷等刺激所诱发。

艾灸疗法可以止咳喘，调节脏腑，在很大程度上缓解和治疗各种因素引发或加重的哮喘。

【症状】在易感者中，哮喘会引起反复发作的喘息、气促、胸闷和咳嗽等症状，还常常伴有广泛而多变的呼气流速受限。

【穴位选配】

主穴：天突、膻中、风门、定喘、列缺、肺俞、膏肓、肾俞、气海、足三里。

配穴：实证，主要是寒饮伏肺，再加尺泽；虚证，再加太渊（图3-3）。

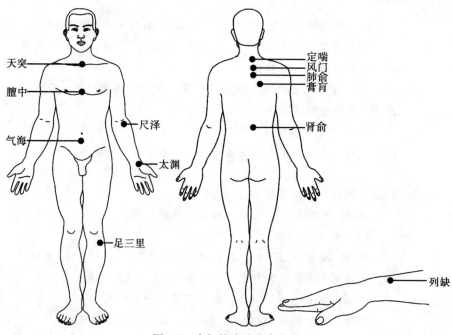

图 3-3　支气管哮喘艾灸穴位

【艾灸方法】

（1）患者取仰卧位，用隔姜灸施术于膻中、气海穴，每次3~5壮。

（2）取仰卧位，用艾条温和法灸列缺穴，每次10~15分钟。

（3）取仰卧位，用艾条温和灸施术于天突、足三里穴，每次10~15分钟。

（4）患者取俯卧位，用隔姜法灸风门、定喘、肺俞、膏肓、肾俞穴，每次3~5壮。

以上操作方法每日1次，10次为一疗程。

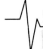 爱心贴士

（1）中医认为冬天易得的病，在夏天治疗会取得较好的治疗效果，对于虚喘的患者多在三伏天施灸，以增加患者的免疫力，达到扶正治病的目的。灸疗多用于治疗虚症引起的哮喘，在哮喘发作期只是一种辅助治疗的手段，持续的哮喘还应到医院治疗。

（2）在治疗过程中，尤需避免鱼蟹饮食、烟尘刺激等诱发因素，并进行适当锻炼、调养正气，增强适应能力。

（3）加强体育锻炼，避免接触过敏源，注意保暖，防止感冒。

（4）戒烟是减少哮喘发作和防止哮喘加重的有效措施。

第四节　呃　　逆

呃逆俗称"打嗝"。呃逆可单独发生，其症轻微，也可继发于其他急慢性疾病。中医认为呃逆的发生，主要是胃气上逆动膈所致。

艾灸疗法可以和胃降逆止呃，缓解和治疗胃气上逆所致呃逆症状。

【症状】患者自觉胸闷气逆，喉间呃逆连声，声短而频，不可自制，甚至妨碍说话、咀嚼、呼吸和睡眠，间隙时间不定。

【穴位选配】巨阙、中脘、内关、足三里、膈俞（图3-4）。

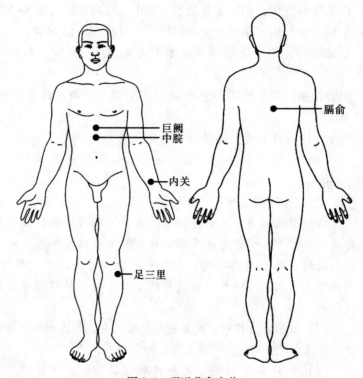

图 3-4　呃逆艾灸穴位

【艾灸方法】

（1）患者取仰卧位，用隔姜灸或温和灸施术于中脘穴、巨阙穴；用艾条温和灸施术内关穴；用艾条温和灸或温针灸施术足三里，每次 15～30 分钟。

（2）取俯卧位，用隔姜法或温和法灸膈俞，每次 15～30 分钟。

以上操作方法每日 1 次，10 次为一疗程。

爱心贴士

（1）进餐时，不要喝太多的饮料和水。喝太多水会冲淡消化液，导致呃逆加重。

（2）慢点吃东西。吃得越慢，气体越难以进入胃中。吃得快则正好相反。

（3）在咽下食物的时候尽可能咀嚼彻底。每一口咀嚼20次可以有效减少气体进入胃中。

（4）避免嚼口香糖。吞咽唾沫使得气体一同进入胃中。如果必须咀嚼口香糖，则应确保咀嚼时候嘴巴紧闭。

（5）避免吃一些容易产生气体的食物，比如洋葱、牛奶、冰淇淋、酒精饮料、薄荷和巧克力。

第五节 腹 痛

腹痛是指胃脘以下，耻骨毛际以上的部位发生疼痛为主要表现的病症。作为一个症状，可发生于胃肠痉挛、胃肠功能紊乱、消化不良等多种疾病中。虽然腹痛的病因很多，但最常见的多因外感风寒，邪入腹中；或暴饮暴食，脾胃运化无权；或过食生冷，进食不洁；或脾胃阳气虚弱，气血产生不足，经脉脏腑失其温养。

艾灸疗法可理气止痛，缓解腹痛不适症状。

【症状】

（1）**寒凝腹痛**：腹部胀痛，拒按，大便秘结，或便后不爽，伴有胸闷不舒，烦渴引饮，身热自汗，小便短赤，舌红，苔黄燥或黄腻，脉滑数。

（2）**虚寒腹痛**：腹痛绵绵，时作时止，喜热恶冷，痛时喜按，饥饿时或劳累后加重，得食休息后减轻，精神疲倦，四肢乏力、发冷，气短，不想说话，怕冷，食欲差，面色无华，大便质稀薄，舌淡，苔薄白，脉沉细。

【穴位选配】

主穴：天枢、神阙、关元。

配穴：①湿热壅滞加合谷、足三里、公孙、中脘；②虚寒腹痛加脾俞、胃俞、合谷、足三里、三阴交、中脘、章门、气海（图3-5）。

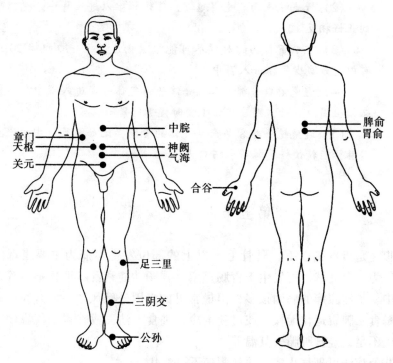

图 3-5　腹痛艾灸穴位

【艾灸方法】

（1）寒凝腹痛

①患者取俯卧位，用艾条温和灸法灸合谷穴，灸5~10分钟。

②取侧卧位，取足三里、公孙，用艾条温和灸法，每穴灸5~10分钟。

③取仰卧位，取中脘、神阙、天枢、关元，用艾条温和灸法，每穴灸5~10分钟。

以上各穴也可用艾炷隔姜灸，每穴灸3~5壮，每日1次，5次为一疗程。

（2）虚寒腹痛

①患者取俯卧位，用艾条温和灸脾俞、胃俞、合谷穴，每穴 5～10 分钟。

②取侧卧位，用艾条温和灸足三里、三阴交穴，每穴 5～10 分钟。

③取仰卧位，用艾条温和灸中脘、章门、神阙、天枢、气海、关元，每穴 5～10 分钟。

以上操作每穴可灸 3~5 壮，每日 1 次，5 次为一疗程。

爱心贴士

（1）急腹症腹痛，在艾灸治疗同时，注意疼痛的性质、部位，做出早期诊断，积极治疗避免延误病情。

（2）慢性腹痛者，须持之以恒，坚持 2~3 个疗程的治疗。

（3）注意饮食得当，切忌酒辣、燥热、生冷、不洁食物，要根据不同情况调整饮食。

（4）要注意冷暖变化增减衣服。

（5）保持心情愉快，避免刺激、适当参加体育锻炼增强体质。

第六节 腹 泻

腹泻是大肠疾病最常见的症状，有急、慢性之分。急性腹泻多为外感与食伤引起，并伴有发热、恶寒等全身症状，多属实证；慢性腹泻多为脾肾不足导致，且反复发作、缠绵难愈，多为虚证。

艾灸疗法可以健运脾胃、化湿止泻，缓解和治疗腹泻症状。

【症状】

（1）急性腹泻：发病急促，腹痛，便次增多，粪便稀薄，或如水样，水谷相杂；或腹泻肛门灼热，大便热臭，小便短赤，口渴心烦等。

（2）慢性腹泻：发病缓慢，腹泻持续时间长，腹泻次数较少，粪质稀溏，黎明前腹部微痛，痛则欲便，或肠鸣而不痛，不思饮食，喜暖畏寒等。

【穴位选配】

主穴：神阙、天枢、大肠俞、足三里。

配穴：①急性腹泻加大横、上巨虚、阴陵泉、合谷：②慢性腹泻加中脘、脾俞、胃俞、关元俞（图3-6）。

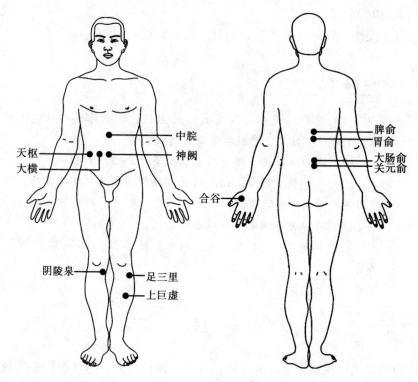

图 3-6　腹泻艾灸穴位

【艾灸方法】

（1）急性腹泻

①患者俯卧位，用艾条温和灸法取灸大肠俞、合谷穴，每穴灸 5~10 分钟。

②侧卧位，取阴陵泉、足三里、上巨虚，用艾条温和灸法，每穴灸5~

10 分钟。

③仰卧位，取神阙、天枢、大横，用艾条温和灸法，每穴灸 5 ~ 10 分钟。

以上各穴也可用艾炷隔姜灸，每穴灸 3 ~ 5 壮，每日 1 次，5 次为一疗程。

（2）慢性腹泻

①患者俯卧位，用艾条温和灸法取灸脾俞、关元俞、胃俞、大肠俞穴，每穴灸 5 ~ 10 分钟。

②侧卧位，用艾条温和灸法灸足三里穴，灸 5 ~ 10 分钟。

③仰卧位，取神阙、中脘、天枢穴，用艾条温和灸法，每穴灸 5 ~ 10 分钟。

以上各穴也可用艾炷隔姜灸，每穴灸 3 ~ 5 壮，每日 1 次，5 次为一疗程。

爱心贴士

（1）灸治腹泻有一定效果，但对慢性腹泻者，灸治时间较长，一般 2 ~ 3 个疗程。见效后仍需持续灸治一段时间，灸治次数可改为隔日或 3 日 1 次。

（2）艾灸后不要吃生冷瓜果，饮食宜清淡，忌吃肥甘厚味的食物，以免加重腹泻。

（3）若急性胃肠炎或溃疡性结肠炎等因腹泻频繁而出现脱水现象者，应配合输液等综合疗法。

（4）如配合腹部按摩（逆时针摩腹 60 次）、捏脊（由下而上捏），可提高疗效。

第七节　便　秘

便秘是消化系统疾病的常见症状之一，是由于大肠运动缓慢，水分被吸收过多，粪便干燥坚硬，滞留肠腔，艰涩难下，不易排出体外。中医认为便秘多由燥热内结、气机郁滞、津液不足和脾肾两虚所引起。

艾灸疗法可以理肠胃，生津润燥，在很大程度上缓解和治疗便秘。

【症状】

（1）虚秘型便秘：数日或十数日大便不行，少有腹部不适或虽有便意，方便时乏力，汗出气短，无力排出大便。粪便干结如羊屎或松散如糟粕，形体消瘦，咽干津少，此类便秘多发生在老年人身上。

（2）冷秘型便秘：大便艰涩不易排出，用力会导致脱肛，腹部冷痛，腰冷酸软，四肢欠温，小便清白频数，面色苍白。

【穴位选配】

主穴：大肠俞、支沟、关元、上巨虚。

配穴：①虚秘型便秘加脾俞、胃俞、天枢、足三里、三阴交；②冷秘型便秘加肾俞、关元俞、气海、足三里、太溪（图3-7）。

【艾灸方法】

（1）虚秘型便秘

①患者俯卧位，用艾条温和灸法取灸脾俞、胃俞、大肠俞、支沟穴，每穴灸5~10分钟。

②侧卧位，取三阴交、足三里、上巨虚，用艾条温和灸法，每穴灸5~10分钟。

③仰卧位，取关元、天枢用艾条温和灸法，每穴灸5~10分钟。

以上各穴也可用艾炷隔姜灸，每穴灸3~5壮，每日1次，5次为一疗程。

（2）冷秘型便秘

①患者俯卧位，用艾条温和灸法取灸肾俞、大肠俞、关元俞穴，每穴灸5~10分钟。

②侧卧位，取上巨虚、太溪、足三里穴，用艾条温和灸法，每穴灸5~10分钟。

③仰卧位，取关元、气海、天枢穴，用艾条温和灸法，每穴灸5~10分钟。

以上各穴也可用艾炷隔姜灸，每穴灸3~5壮，每日1次，5次为一疗程。

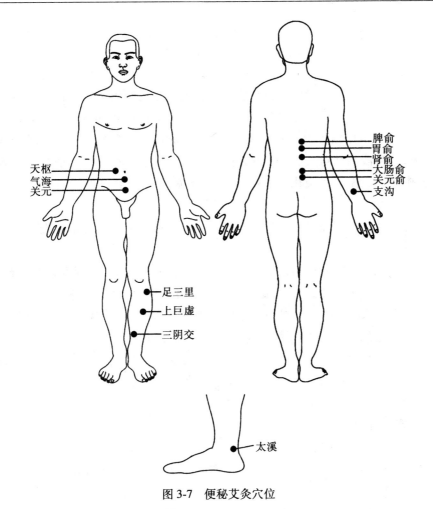

天枢
气海
关元

足三里
上巨虚
三阴交

太溪

脾俞
胃俞
肾俞
大肠俞
关元俞
支沟

图3-7 便秘艾灸穴位

爱心贴士

（1）注意饮食调整，多吃蔬菜、水果及富含纤维素的食物。

（2）避免久坐不动，常做腹肌运动，促进肠蠕动，适当参加体育锻炼，养成定时排便的习惯。

（3）晨起空腹饮1杯淡盐水或蜂蜜水，配合腹部按摩或转动腰部，让水在肠胃振动，具有通便作用。

第八节 慢 性 胃 炎

慢性胃炎是指不同病因引起的胃黏膜的慢性炎症或萎缩性病变。其实质是胃黏膜上皮遭受反复损害后，由于黏膜特异的再生能力，以致黏膜发生改建且最终导致不可逆的固有胃腺体的萎缩，甚至消失。根据病理表现，可分为浅表性胃炎、慢性萎缩性胃炎、糜烂性胃炎和肥厚性胃炎四种。中医认为慢性胃炎由气滞、脾虚、血瘀等诸邪阻滞于胃或胃络失养所致。

艾灸疗法可以强脾胃，缓解疼痛，在很大程度上缓解和治疗慢性胃炎症状。

【症状】缺乏特异性症状，症状的轻重与胃黏膜的病变程度并非一致。大多数患者常无症状或有程度不同的消化不良症状如上腹隐痛、食欲减退、餐后饱胀、反酸等。慢性萎缩性胃炎患者可有贫血、消瘦、舌炎、腹泻等，个别患者伴黏膜糜烂者上腹痛较明显，并可有出血，如呕血、黑便。症状常常反复发作，无规律性腹痛，疼痛经常出现于进食过程中或餐后，多数位于上腹部、脐周、部分患者部位不固定，轻者间歇性隐痛或钝痛、严重者为剧烈绞痛。

【穴位选配】

主穴：脾俞、胃俞、内关、中脘、足三里、太冲。

配穴：实证，再加公孙、行间；虚证，再加章门、三阴交（图3-8）。

【艾灸方法】

（1）采用俯卧体位，用艾炷灸背部两侧的脾俞穴，灸5分钟，可健脾益气，治疗胃痛。

（2）俯卧位，用艾炷灸灸两侧胃俞穴，灸5分钟，可理气和胃，治疗胃脘痛。

（3）俯卧位，用温和法灸左侧内关穴5分钟。

（4）采用仰卧位，用温灸盒或艾炷隔姜法或温和法灸中脘穴，5~10分钟。

（5）仰卧位，用温和法灸右侧足三里穴，5分钟，可健脾、和胃、止痛。

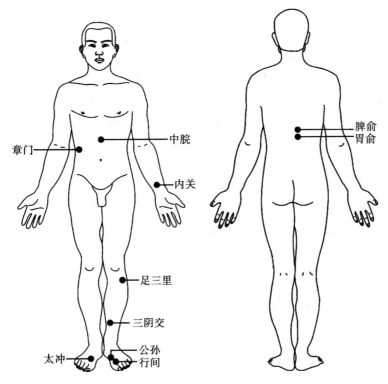

脾俞
胃俞

中脘

章门

内关

足三里

三阴交

公孙
行间

太冲

图 3-8　慢性胃炎艾灸穴位

（6）仰卧位，用温和法灸右侧太冲穴，能通经活络凝神止痛。

（7）在下次灸疗时，要调换灸右侧的内关穴，左侧的足三里穴和太冲穴。

以上操作每日 1 次，15 天为一疗程，间隔 2 天，再开始下一个疗程。

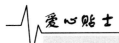
爱心贴士

（1）注意饮食，忌食生冷和辛辣等刺激性食物。少食多餐，不能暴饮暴食。疼痛剧烈时应卧床休息，禁食。

（2）戒烟，拒吸"二手烟"。

第九节 冠 心 病

冠心病是冠状动脉粥样硬化性心脏病的简称，是指冠状动脉粥样硬化造成的心肌缺血、缺氧而引起的心脏病。冠心病由于病变的部位、范围及程度不同，分为隐匿型冠心病、心绞痛、心肌梗死、心肌纤维化、猝死。常见的包括隐匿型冠心病、心绞痛、心肌梗死。冠心病属于中医"胸痹""心痛""真心痛"等病的范畴。

艾灸疗法可以宽胸利气，通络止痛。

【**症状**】心律失常，胸骨后疼痛，呈压榨样、烧灼样疼痛等。

【**穴位选配**】内关、膻中、心俞（图3-9）。

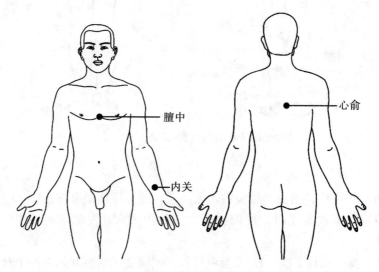

图3-9　冠心病艾灸穴位

【**艾灸方法**】

（1）仰卧位，用温和灸灸内关穴5~8分钟，有通脉止痛、宁心安神的功效。

（2）仰卧位，用温和灸灸膻中穴5~8分钟，可宽胸理气、宁心安神。

（3）俯卧位，用温和法灸心俞穴5~8分钟，注意时间不要过长，以免压迫胸部及心脏。灸心俞穴可通心安神、镇静止痛。

以上诸穴位每日 1 次，6 次为一疗程，休息 1 天后再进行下一个疗程。

爱心贴士

（1）病情严重出现心肌梗死或心力衰竭时，应卧床休息，并配合中西医结合治疗，也可以在严密观察下配合艾灸疗法。

（2）治疗期间，注意休息，防止劳累和情绪波动，饮食宜清淡并忌烟酒。

第十节　心　悸

心悸是患者自觉心中悸动，惊惕不安，甚则不能自主的一种病症。在快节奏的生活方式下，人们的饮食规律渐渐变得不再合理，许多好的运动习惯也无法再坚持，于是，人体的新陈代谢就会发生异常，很容易心慌、心悸。中医认为本病的主要原因有体虚劳倦、七情所伤、感受外邪和药食不当，种种原因导致心失所养，心神不安而发病。

艾灸疗法可以滋阴养心，安神定悸。

【症状】

（1）气血不足：心悸不安，心中有空虚感，动则悸发，静则悸缓，善惊易怒。气虚为主者，多梦易醒，头晕气短，自汗乏力，纳呆腹胀，面色少华；血虚为主者，头晕目眩，两目干涩，四肢麻木，面色萎黄，唇甲淡白，舌淡苔白，脉细弱或结代。

（2）心阴亏虚：心悸易惊，虚烦不眠，多梦易醒，头晕耳鸣，盗汗口干，手足心热，舌红少津，脉细数。

（3）脾肾阳虚：心悸倦怠，眩晕气短，胸脘痞满，腹胀纳呆，腰痛阴冷，大便溏薄，畏寒肢冷，水肿尿少，面色苍白，舌淡胖，苔白腻，脉沉细迟或结代。

【穴位选配】

主穴：神门、内关、心俞、三阴交。

配穴：膻中、气海、关元、郄门、间使、阴郄、膈俞、脾俞、肾俞、命门、足三里、太溪（图3-10）。

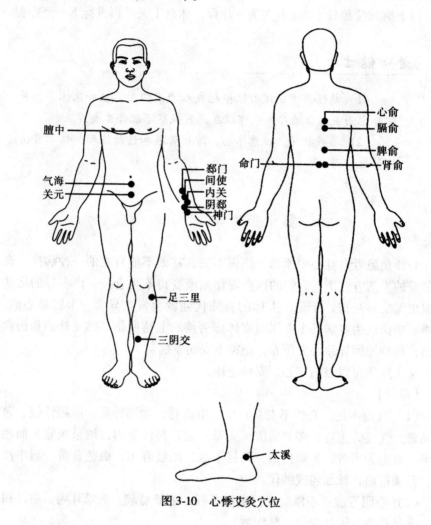

膻中

气海
关元

郄门
间使
内关
阴郄
神门

足三里

三阴交

心俞
膈俞
脾俞
命门
肾俞

太溪

图3-10 心悸艾灸穴位

【艾灸方法】

（1）气血不足

①患者取俯卧位，用艾炷灸施术心俞、膈俞、脾俞穴，每穴5~7壮。

②患者取侧卧位，用艾炷灸施术足三里穴，每次5~7壮。

③患者取仰卧位，用艾炷灸施术膻中、气海、关元、间使、内关穴，

每穴 5~7 壮。

（2）心阴亏虚

①患者取俯卧位，用艾条温和灸施术心俞穴，每次 3 壮。

②患者取侧卧位，用艾条温和灸施术太溪、三阴交穴，每穴 3 壮。

③患者取仰卧位，用艾条温和灸施术郄门、阴郄、神门穴，每穴 3 壮。

（3）脾肾阳虚

①患者取俯卧位，用艾条雀啄灸施术脾俞、肾俞、命门穴，每次 10~15 分钟。

②患者取侧卧位，用艾条雀啄灸施术足三里穴，每次 10~15 分钟。

③患者取仰卧位，用艾条雀啄灸施术关元、内关穴，每次 10~15 分钟。

以上操作每日 1 次，10 次为一疗程。

爱心贴士

（1）调节心情，控制情绪，保持良好的心态。

（2）注意休息，保证充足的睡眠。

（3）少吃辛辣、油腻的食物，戒烟戒酒，而且要尽可能少喝浓茶和咖啡。

（4）加强体育锻炼，宜进行太极拳、散步和体操等比较舒缓的运动。

第十一节　高　血　压

高血压是指患者收缩压和（或）舒张压超过正常范围（收缩压≥140mmHg，舒张压≥90mmHg）。中医认为高血压多因肝肾亏虚、阴阳失调所致，坚持艾灸能够有效地改善高血压。

艾灸疗法可以益气养阴，健脾补肾。

【症状】早期无明显症状，或出现头晕、失眠、乏力，随病程进展会出现剧烈头痛、抽搐、昏迷、心力衰竭等。临床根据高血压的严重程度以及对心、脑、肾器官损害的程度，将本病分为轻、中、重三度或 1、2、3 级。

【穴位选配】

主穴：百会、风府、曲池、手三里、悬钟、足三里。

配穴：①阴虚阳元，再加肝俞、太溪；②气虚血瘀，再加血海、膈俞；③阴阳两虚，再加关元、肾俞；④头晕头重，再加太阳；⑤心悸怔忡，再加内关、神门；⑥肝火亢盛，再加行间、风池；⑦痰湿壅盛，再加足三里、丰隆（图 3-11）。

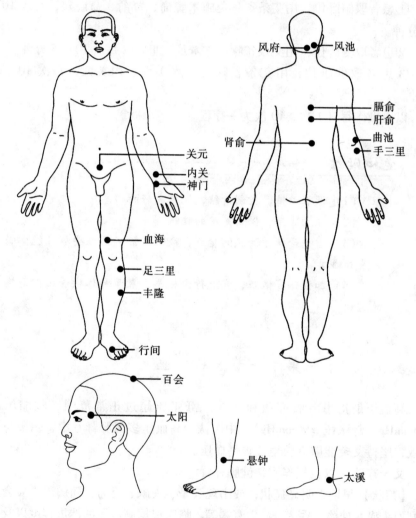

图 3-11　高血压艾灸穴位

【艾灸方法】

（1）取伏案式坐位，用温和法灸百会穴5~10分钟，有开窍醒脑、宁心安神、益气升阳、上下贯通的功效。

（2）取坐位，用温和法灸风府5~10分钟，可疏散风邪，清心开窍。

（3）取侧卧位，用隔姜法灸曲池穴，10分钟。

（4）取侧卧位，用隔姜法灸手三里穴，10分钟。

（5）取侧卧位，用温和法灸两侧足三里，10分钟，能调理气血，通经活络，可治疗头痛、目眩、心慌、耳鸣。

（6）用温和法灸两侧悬钟穴。

以上穴位每日1次，6次为一疗程，休息1天后，再进行下一个疗程。

爱心贴士

　　（1）一旦患有高血压，不应盲目服用降压药，特别是血压突然升高时，应到医院做详细检查。

　　（2）治疗期间应忌食辛辣及有刺激性食物，多食低盐、低脂等清淡食物，戒烟酒。

　　（3）调适情志，保持乐观，加强户外锻炼。

第十二节　糖　尿　病

糖尿病在中医里称为"消渴"，是以多饮、多食、多尿、乏力、消瘦，或尿有甜味为主要表现的一种疾病。现代医学认为，糖尿病是一种以糖代谢紊乱为主的慢性内分泌代谢病，空腹血糖超过等于7.0mmol/L、餐后2小时血糖不低于11.1mmol/L为糖尿病的诊断指标。本病是由于胰岛素相对或绝对不足，引起糖、脂肪、蛋白质以及继发的水、电解质代谢紊乱所致。

艾灸疗法可以清热润燥、滋阴生津，对阴阳两虚者效果尤佳。

【症状】按病情轻重，糖尿病可分为上消（肺消）、中消（胃消）和下消（肾消）。早期可无症状，发展到症状期，临床上可出现多尿、多饮、多食、疲乏消瘦，即"三多一少"症状和空腹血糖高于正常及尿糖阳性，重症可见神经衰弱症状及继发的急性感染、肺结核、高血压、肾及视网膜等微血管病变。严重时可出现酮症酸中毒、昏迷，甚至死亡。

【穴位选配】

主穴：大椎、胰俞、神阙、关元。

配穴：①上消，再加太渊、少府；②中消，再加中脘、内庭；③下消，再加太冲、照海；④阴阳两虚，再加阴谷、气海、命门；⑤心悸不寐，再加内关、心俞、神门、百会；⑥视物模糊，再加太冲、光明；⑦肌肤瘙痒，再加风市、血海；⑧手足麻木，再加八邪、八风（图3-12）。

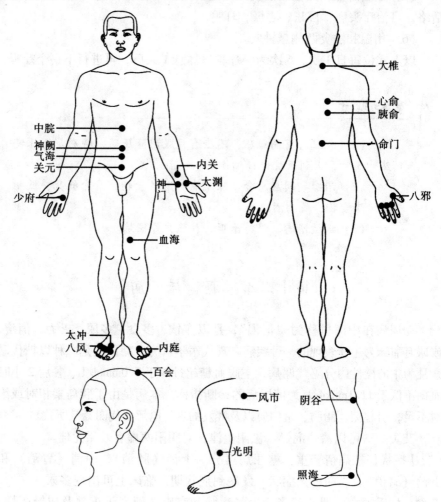

图 3-12　糖尿病艾灸穴位

【艾灸方法】

（1）俯卧位，用温和灸或艾炷灸施术大椎穴 5~6 分钟，可解表清热，通调督脉。

（2）俯卧位，用隔姜温和法灸左右两侧胰俞穴，5~10 分钟。

（3）仰卧位，以温和法或温灸盒灸神阙穴，10~15 分钟。

（4）仰卧位，用温灸盒灸关元穴，10~15 分钟。

以上操作每日 1 次，每 10 天为一疗程，间隔 2 天，再进行下一个疗程。宜长期坚持。

爱心贴士

（1）治疗期间应按规定进食，限制饮食，多食蔬菜、豆制品及蛋白质、脂肪类食物。

（2）加强体育锻炼，增强体质，严防感染。

第十三节　高脂血症

高脂血症是指血中的脂类，如游离胆固醇、胆固醇脂、三酰甘油的浓度升高，其中 90% 以上是高脂蛋白血症。高脂血症是现代人极易患上的"富贵病"之一，对身体的损害是渐进、潜伏的。由于脂质在血管壁上沉积，容易导致动脉粥样硬化，动脉粥样硬化又是很多心脑血管疾病的致病因素，最常见的疾病就是冠心病。

艾灸疗法可以促进脂肪的代谢和分解，起到清热解毒、疏通经络的功效。

【症状】在早期无明显症状，偶尔会有头晕，疲乏无力感。有些高脂血症者可在面部、手肘、跟肌腱、膝肌腱出现黄色丘疹样脂肪瘤，手背、面颊外侧可能出现老年斑。

【穴位选配】肝俞、三焦俞、膻中、中脘、足三里、丰隆、肾俞（图3-13）。

【艾灸方法】

（1）患者取俯卧位，用艾条温和灸施术肝俞穴，每次灸 20 分钟，每

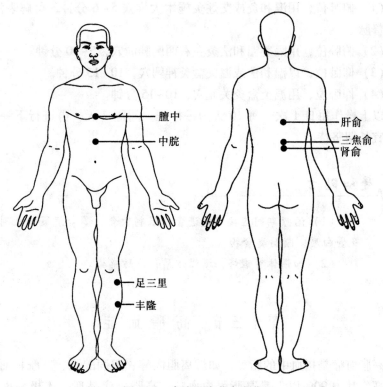

图 3-13　高脂血症艾灸穴位

日 1 次，7 次为一疗程。

（2）患者取俯卧位，用艾条温和灸施术肾俞、三焦俞穴，每穴灸 20 分钟，每日 1 次，1 个月为一疗程。最好在每晚临睡前灸。

（3）患者取仰卧位，用艾条雀啄灸施术中脘穴，每次灸 10~15 分钟，每日 1 次，20 次为一疗程。

（4）患者取仰卧位，用艾条温和灸施术膻中穴，每次灸 15 分钟，每日 1 次，7 次为一疗程。

（5）患者取侧卧位，用艾条温和灸施术足三里、丰隆穴，每穴灸 10 柱左右，每日 1 次，20 次为一疗程。

爱心贴士

（1）改善膳食，少吃动物脂肪及内脏、甜食及淀粉类；多吃植物蛋白、油类，蔬菜水果以及鱼类。

（2）适当参加体育活动，增强抵抗力，减少脂肪含量。

（3）戒烟酒。

第十四节　头　　痛

头痛是一个常见的自觉症状，通常是指局限于头颅上半部，包括眉弓、耳轮上缘和枕外隆突连线以上部位的疼痛。现代生活压力大，白领上班族一天班上下来，除了会觉得腰酸背痛之外，头痛也会频频来犯。中医认为引起头痛的主要原因有风、寒、湿、热等外邪侵袭，瘀血滞阻脑络，痰浊上蒙脑窍等。

艾灸疗法可以调气血，疏通经络，在很大程度上缓解和治疗由风寒侵袭或脑供血不足引起的头痛。

【症状】外感头痛有怕风、怕冷、有汗或无汗、发烧等症状，内伤头痛的症状时有时无，常发生于过度疲劳时。

【穴位选配】

主穴：百会、太阳、风池、大椎、风门、脾俞、足三里。

配穴：①风湿头痛，再加头维、通天、合谷；②痰浊头痛，再加中脘、丰隆、印堂；③血虚头痛，再加上星、血海、三阴交；④瘀血头痛，再加阿是穴、合谷、三阴交；⑤肝阴头痛，再加悬颅、颔厌、太冲、太溪（图3-14）。

【艾灸方法】

（1）取坐位，用温和灸灸百会、太阳、足三里穴，每次20~30分钟。

（2）取俯卧位，用温和灸或隔姜灸施术于风池、大椎、风门穴；用温和灸施术于脾俞穴，每次20~30分钟。

以上操作方法每日1次，灸至症状消失为止。

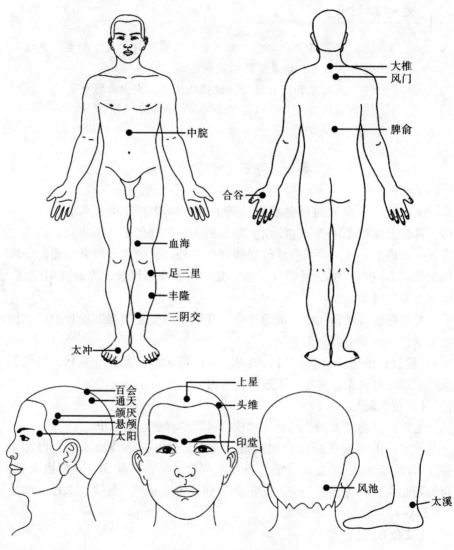

图 3-14 头痛艾灸穴位

爱心贴士

(1) 颅内占位性病变和颅外伤所致头痛，不宜采用艾灸治疗。

(2) 多次灸治无效或症状加重者，应考虑有其他病变因素，需到医院诊治。

(3) 平日应注意调节情志，防止情绪紧张、焦虑和精神疲劳。

第十五节 眩 晕

"眩"即眼花或眼前发黑，"晕"是头晕或感觉自身、外界景物旋转，两者经常同时并见，故统称为"眩晕"。现代医学认为，本症多由高血压、脑动脉硬化、梅尼埃病、贫血、神经官能症、脑部肿瘤等疾病引起。中医学认为，本症乃因气血不足或肝阳上亢或痰湿阻滞所致。当人的身体虚弱或病后体虚的时候，很容易出现眩晕的情况。

艾灸疗法可以滋阴潜阳，平肝息风，调养心脾，补益气血，健脾燥湿，涤痰化浊。

【症状】

(1) 肝阳上亢：眩晕耳鸣，心烦易怒，失眠多梦，或兼面红耳赤，口干苦，便秘尿赤，甚则眩晕欲仆，头痛呕吐，肢麻震颤，语言不利，步履不稳，舌红苔黄，脉弦细数，

(2) 肾精不足：脑转耳鸣，多梦健忘，记忆力减退，精神萎靡，腰膝酸软，不耐劳作，或遗精滑泄，齿摇发落，舌微红，脉弦细或细数。

(3) 心脾两虚：头晕眼花，甚则晕倒，劳累即发，动则加剧，伴心悸气短，失眠困倦；饮食减少，神疲懒言，动则汗出，面色无华，舌淡嫩，脉细弱。

【穴位选配】

主穴：百会、风池、肝俞、足三里、涌泉。

　　配穴：膈俞、脾俞、肾俞、命门、关元、三阴交、太溪、太冲、行间、侠溪（图3-15）。

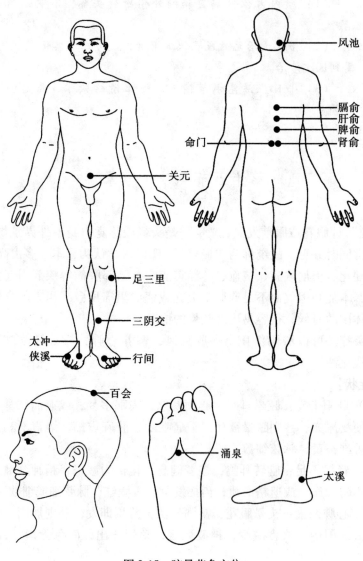

图 3-15　眩晕艾灸穴位

【艾灸方法】

（1）肝阳上亢

①患者取俯卧位，用艾条温和灸施术风池、肝俞、肾俞穴，每次15~30分钟。

②患者取侧卧位，用艾条温和灸施术行间、侠溪、太冲穴，每次15~30分钟。

（2）肾精不足

①患者取俯卧位，用艾柱灸施术百会、肾俞、命门穴，每穴3~5壮。

②患者取侧卧位，用艾柱灸施术三阴交、太溪穴，每穴3~5壮。

③患者取仰卧位，用艾柱灸施术涌泉穴，每次3~5壮。

（3）心脾两虚

①患者取俯卧位，用艾柱隔姜灸施术百会、膈俞、脾俞、肾俞穴，每穴5~7壮。

②患者取侧卧位，用艾柱隔姜灸施术足三里穴，每次5~7壮。

③患者取仰卧位，用艾柱隔姜灸施术关元穴，每次5~7壮。

以上操作每日或隔日1次，10次为一疗程。

爱心贴士

（1）调适情志，保持心态平和。

（2）劳逸结合，戒烟酒，节制房事，不做头部的剧烈运动。

（3）颅内病变引起的眩晕应手术治疗，不宜艾灸疗法。

第十六节 中 暑

中暑是以体温调节中枢功能障碍、汗腺功能衰竭和水电解质紊乱为特征的疾病。在酷热的夏天，中暑就像是人们的"家常便饭"。即使你一天到晚躲在空调房里，晚上睡觉让电扇、空调当头直吹，汗出不来，也照样容易中暑。中医认为中枢是由感受暑热病邪和正气不足所致。

艾灸疗法可以清泄暑热，补气生津。

【症状】

（1）阳证中暑：发热汗出，兼见烦躁，口渴多饮，溲赤或兼见恶寒，舌红少津，脉洪大。

（2）阴证中暑：发热汗出，兼见精神衰惫，四肢困倦，胸闷气短，不思饮食，大便溏薄，脉洪缓。

（3）中暑脱证：身热大汗不止，继则厥逆，冷汗自出，烦躁不安，面色苍白，渐至呼吸浅促，甚至昏迷，不省人事，脉微细欲绝。

【穴位选配】

主穴：大椎、曲池、足三里、神阙、关元。

配穴：肾俞、合谷、气海、内关、太渊、阴郄、涌泉（图3-16）。

【艾灸方法】

（1）阳证中暑

①患者取俯卧位，用艾炷着肤灸施术大椎、曲池、合谷穴，每次3~5壮。

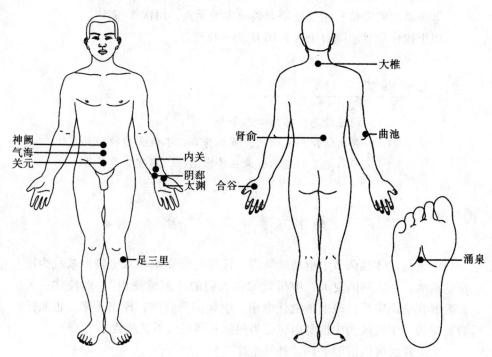

图 3-16　中暑艾灸穴位

②患者取侧卧位，用艾炷着肤灸施术内关、足三里穴，每穴 3~5 壮。

③患者取仰卧位，用艾炷着肤灸施术神阙穴，每穴 3~5 壮。

（2）阴证中暑

①患者取俯卧位，用艾炷着肤灸施术肾俞穴，每次 3~5 壮。

②患者取侧卧位，用艾炷着肤灸施术太渊、阴郄穴，每次 3~5 壮。

③患者取仰卧位，用艾炷着肤灸施术气海、关元穴，每穴 3~5 壮。

（3）中暑脱证

患者取侧卧位，用艾炷隔盐灸施术神阙穴，壮数不拘，以苏醒为度。

以上操作每日 1~2 次。

爱心贴士

（1）中暑发生后迅速将患者转移至通风处，并冷敷或酒精擦浴降温。

（2）中暑后饮食应以较为清淡、容易消化的食物为主，补充必要的水分、盐、热量、维生素、蛋白质等。

第十七节　失　　眠

失眠是指经常性不易入睡或睡不深熟为特征的一种病症，绝大多数是心理、社会因素造成的，少数是由脑、躯体和精神病引起的。按时间失眠可分为暂时性、持久性和周期性三种。中医认为，失眠的病机总属阳盛阴衰，阴阳失调。引起失眠的病因主要包括：一是饮食不节，暴饮暴食，损伤脾胃，胃气失和，不能安寐，即《素问》中所说的"胃不和则卧不安"；二是情志失常，喜怒哀乐等情志过极，造成脏腑功能失调，引起失眠；三是劳逸失调，劳倦太过，或思虑过度，损伤心脾，以致失眠；四是病后体虚，久病血虚，心血不足，引起失眠。

艾灸疗法可以平阴阳，调节脏腑，在很大程度上缓解和治疗由肾阳虚或脑供血不足引起的失眠。

【症状】临床上除主要表现为失眠、多梦外，还可见头昏头痛、精神疲乏、健忘、情绪异常等症状，除此之外还常伴神经衰弱综合征的其他症状。

【穴位选配】

主穴：太溪、神门、心俞、肾俞、安眠、百会。

配穴：①心脾两虚，再加脾俞、三阴交；②阴虚火旺，再加大陵、太冲；③胃腑不和，再加中脘、丰隆、足三里；④肝火上扰，再加行间、足窍阴、风池（图3-17）。

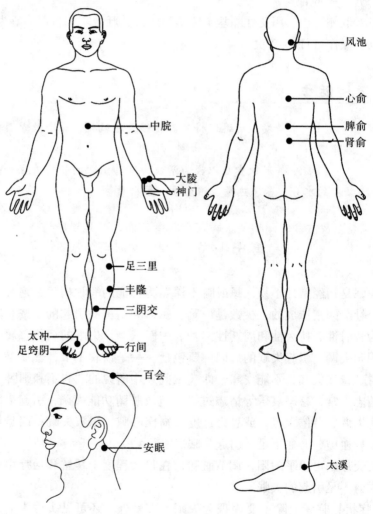

图 3-17　失眠艾灸穴位

【艾灸方法】

患者取俯卧位，用温和灸法灸太溪、神门、心俞、肾俞、安眠、百会穴，每穴灸 10~15 分钟，每日 1 次，10 次为一疗程。

爱心贴士

（1）日常注意调适情志，工作上应劳逸结合，起居应有规律，晚餐清淡，按时睡眠，睡前不喝茶和咖啡，不吸烟。

（2）睡前用温水泡脚或洗热水澡，使身心放松，易于入睡。

（3）适当的锻炼，做到劳逸结合。

第十八节　神经衰弱

神经衰弱是一种神经活动机能失调的疾病。中医学认为，本病与精神情志因素以及饮食失调相关。病因有四个方面，一是思虑过度或者长期紧张，耗伤心血，导致心血不足；二是情志不遂，肝气郁结而化火，导致灼伤肝阴，无以制阳；三是饮食失调，内伤脾胃，气血生化不足，导致气血两虚；四是过度劳倦，或久病伤肾，导致肾阴虚不能上济心火。

艾灸疗法可以缓解神经衰弱各种症状，使患者神清气爽。

【症状】 临床症状主要有失眠、多梦、头痛、头昏、记忆力减退、注意力不集中、自控能力减弱，易激动。同时还伴有心慌气短、易出汗、食欲减退、情绪低落、精神萎靡，或性情急躁、情绪不稳，全身不适。部分患者还可出现阳痿、遗精、月经不调等。

【穴位选配】 百会、四神聪、足三里、脾俞、神阙、气海（图 3-18）。

【艾灸方法】

（1）取坐位或仰卧位，用温和灸或温针灸施术于百会、四神聪、足三里、气海穴，每次 20~30 分钟。

（2）取仰卧位，用温和法灸治神阙穴，每次 20~30 分钟。

（3）取俯卧位，用温和灸施术于脾俞穴，每次 20~30 分钟。

　　以上操作每日 1 次，每灸 10 次，休息 2 日，症状消失后再灸 10~20 次。

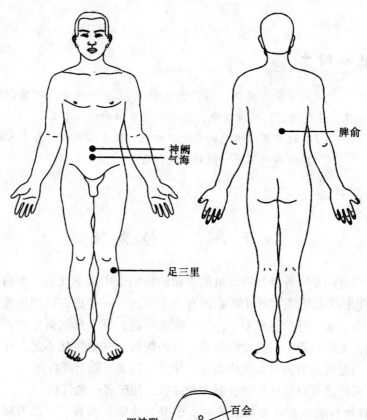

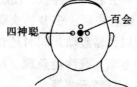

图 3-18　神经衰弱艾灸穴位

爱心贴士

（1）治疗期间，应注意调适情志，改善生活环境和工作，减少紧张刺激。避免长时间紧张而繁重的工作，注意劳逸结合。

（2）养成良好的生活习惯，按时休息，并且创造良好舒适的睡眠环境。睡前忌饮浓茶、咖啡，不吸烟等。

（3）定期的运动可改善精神疲劳，放松心情，也有助于摆脱工作的压力。

（4）根据自己的情况和条件，选用一些古典式轻音乐，或清晨，或下午作业疲劳时，或入睡前，边休息边听听轻音乐。

第十九节　脑中风后遗症

脑中风后遗症是指中风经治疗后遗留下来的口眼㖞斜、语言不利、半身不遂等症状的总称。中医认为本病因机体先虚，阴阳失去平衡，气血逆乱，痰瘀阻滞，肢体失养所致。

【症状】一侧上下肢瘫痪无力，口眼㖞斜，语言不利，兼口角流涎，吞咽困难等表现。

【穴位选配】

主穴：风门、肩髃、肩髎、小海、神门、环跳、殷门、委中、昆仑。

配穴：①半身不遂，再加曲池、合谷、外关、阳陵泉、足三里；②口眼㖞斜，再加地仓、颊车、合谷、内庭、承泣、阳白、攒竹；③闭证，再加人中、太冲、丰隆、劳宫；④脱证，再加关元、神阙（隔盐灸）（图3-19）。

【艾灸方法】

患者取合适体位，用温和灸法在患侧施术于以上诸穴，以局部产生温热发红现象为度，每次10~15分钟，每日1次，10次为一疗程。

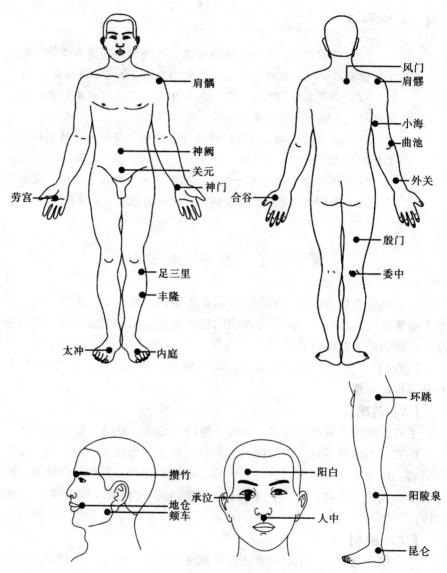

图 3-19　脑中风后遗症艾灸穴位

爱心贴士

（1）以综合治疗为主，艾灸治疗为辅。

（2）饮食应营养丰富、易于消化。多饮水、多食半流质食物。

（3）在康复技师的指导下，根据不同病情采用不同的康复训练。

第四章 外科常见病艾灸疗法

第一节 落 枕

落枕又称"失枕""颈部伤筋"，是颈项部常见的软组织损伤疾患，属于急性单纯性颈项部强痛、活动受限的一种病症。轻者可自行痊愈，重者可迁延至数周。本病多因晚上睡眠时，枕头高低不适或太硬，头颈部位置放置不当，使颈项部肌肉长时间处在过度伸展或紧张状态下，致使颈项部肌肉静力性损伤或痉挛所致。反复经常的落枕是颈椎病的前兆，需要注意多加保护颈椎。

艾灸疗法治疗落枕效果较好，可以疏经活络，也可配合推拿、针刺疗法提高疗效。

【症状】颈项部强直酸痛不适，不能转动自如，并向一侧歪斜，甚则疼痛牵引患侧肩背及上肢。

【穴位选配】

主穴：风门、肩井、养老、后溪、中渚、肩中俞、肩外俞。

配穴：①病及督脉，再加太阳经、风府；②病及少阳，再加风池；②向肩胛区放射，再加天

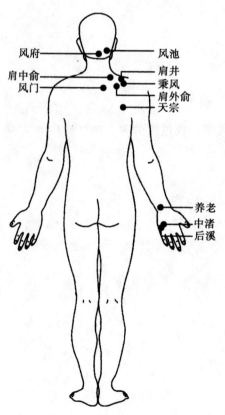

图 4-1 落枕艾灸穴位

（图中标注：风府、风池、肩中俞、肩井、风门、秉风、肩外俞、天宗、养老、中渚、后溪）

宗、秉风（图 4-1）。

【艾灸方法】

患者取俯卧位，用回旋灸施术于以上诸穴，每次 15～30 分钟，每日 1 次，直到症状消失为止。

⟋⟍ 爱心贴士

（1）睡眠时应选择适合的枕头和睡眠姿势，注意颈部保暖。

（2）寒冷季节或在空调房间睡觉时，颈项部不宜裸露于外，避免当风受凉。

（3）平时应经常做颈部自我按摩，以疏通颈部的经络，防止颈部软组织劳损。

第二节　肩　周　炎

肩周炎是指肩周肌、肌腱、滑囊和关节囊的慢性损伤性炎症。中医学认为本病多由营卫虚弱，局部又感受风寒，或过度劳累、慢性劳损，或闪挫、扭伤，使筋脉受损，气血阻滞，脉络不通所致。

艾灸疗法能够祛风散寒，通经活络，对缓解肩周疼痛很有效。

【症状】 本病早期以肩部疼痛为主，夜间加重，并伴有怕凉、僵硬感觉。后期病变组织有粘连，肩关节运动功能障碍。

【穴位选配】

主穴：肩髃、肩髎、曲池、条口。

配穴：①太阴经证，再加尺泽、阴陵泉；②阳明少阳经证，再加手三里、外关；③太阳经证，再加后溪、大杼；④阳明太阳经证，再加承山（图 4-2）。

【艾灸方法】

（1）取坐势体位，用温和法灸肩髃 5 分钟，能活血通络。

（2）取坐势体位，用温和法或隔姜法灸肩髎，5 分钟。

（3）取坐势体位，用温和法灸条口、曲池、阿是穴，5～10 分钟。

以上操作每日 1 次，10 天为一疗程，间隔 2 天再进行下一个疗程，至痊愈后，再灸 2 个疗程。

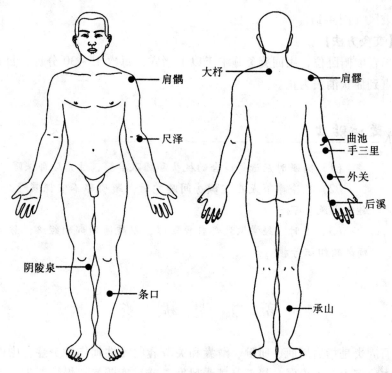

图4-2　肩周炎艾灸穴位

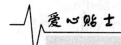

（1）积极进行肩部的功能锻炼，并注意肩部保暖以防风寒，避免过度疲劳。

（2）睡觉时应尽量避免病侧肩部长时间受压。

第三节　颈　椎　病

　　颈椎病又称颈椎综合征，是由于颈部长期劳损、颈椎及其周围软组织发生病理改变或骨质增生等，导致颈神经根、颈部脊髓、椎动脉及交感神经受到压迫或刺激而引起的一组复杂的综合征。中医认为本病多由肝肾亏虚，气血不足，筋骨失于濡养，或长期颈部劳损，复受风寒湿邪阻滞经络，气血痹阻，不通则痛。

艾灸疗法可以祛风散寒，通络止痛，改善局部血液循环，加强颈部肌肉的力量，增加颈椎的稳定性，对治疗颈椎僵硬很有效。

【症状】本病初起见颈肩局部疼痛不适，颈项强直；神经根受压时，出现颈肩痛、颈枕痛；臂丛神经受压时，出现颈、肩、臂的放射痛，伴有手指麻木、肢冷、上肢沉坠、抬手无力；椎动脉受压时，常有眩晕、头痛、头晕、耳鸣等，多在转动头部时诱发并加重。

【穴位选配】

主穴：大椎、肩井、天宗、曲池、阿是穴。

配穴：①风寒痹阻，再加风门、风府；②劳损血瘀，再加膈俞、合谷、太冲；③肝肾亏虚，再加肝俞、肾俞、足三里；④上肢及手麻，再加合谷、外关；⑤头痛头晕，再加风池、百会、太阳（图4-3）。

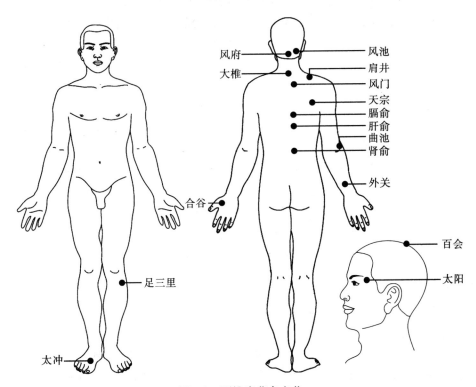

图4-3　颈椎病艾灸穴位

【艾灸方法】

（1）取伏案式坐位，用回旋灸法灸两侧颈椎夹脊穴，约5分钟。注意移动要缓慢，使热力渗透。灸颈椎夹脊穴有活血通络、理筋整复的功效。

（2）取俯卧位，采用温和法灸大椎穴，约5分钟，可以通调督脉，治疗项强、背痛。

（3）取俯卧位，用温和法灸肩井穴，约5分钟。灸此穴能舒经活络、祛风散寒。

（4）取俯卧位，用温和法灸天宗穴，约5分钟，可舒筋活络，治肩胛痛。

（5）取俯卧位，用温和法灸曲池穴，5分钟。

（6）在阿是穴及颈椎综合征中自我感觉疼痛最明显处，采用温和灸、雀啄灸或回旋灸均可，灸5~10分钟。可直接促进患处的血液循环，缓解疼痛。

（7）灸法结束后适当活动颈部和肩关节，效果会更好。

以上操作每日1次，10天为一疗程，间隔2天再进行下一个疗程，可连续多个疗程。

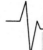

爱心贴士

（1）避免长时间低头屈颈工作，经常做颈部及肩部功能锻炼。

（2）避免受风寒，枕头高低应适中，防止因不正确的睡姿引起病情加重。

（3）矫正不良的看书姿势，桌椅的高度要适当，以防颈椎长期处于过屈位或过伸位而疲劳。

（4）平时加强颈部肌肉的功能锻炼。

第四节　腰椎间盘突出症

腰椎间盘突出症又称腰椎间盘纤维环破裂症，是腰椎间盘退行性病变、腰部外伤、积累性劳损，使纤维环部分或完全破裂，髓核向椎管内突出，压迫或刺激神经根和脊髓而引起的腰腿疼痛综合征。中医认为本病是由于肝肾不足，筋骨不健，复受扭挫，或感风寒湿邪，经络痹阻，气滞血瘀，不通则痛。

艾灸疗法可以缓解腰椎间盘突出症腰部疼痛症状。

【症状】此病疼痛轻重不一，严重者影响翻身和站立，疼痛沿着坐骨神经分布区放射，久病后，小腿外侧及足背、足掌等处会有麻木感和感觉减退。

【穴位选配】

主穴：腰夹脊穴、殷门、承山、后溪、足三里、昆仑、阿是穴。

配穴：①寒湿，再加大椎；②瘀血，再加膈俞；③肾虚，再加命门（图4-4）。

【艾灸方法】

患者取合适体位，用温和法灸以上诸穴，每日1次，6日为一疗程。

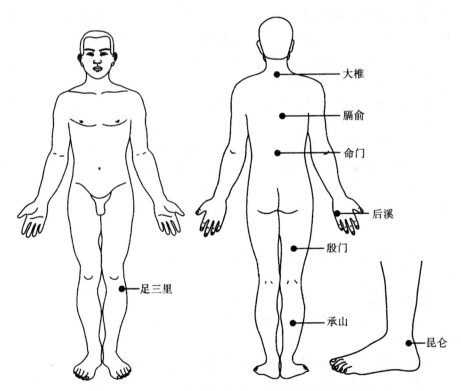

大椎

膈俞

命门

后溪

殷门

承山

足三里

昆仑

图 4-4　腰椎间盘突出症艾灸穴位

爱心贴士

（1）急性期宜卧硬板床休息，如病情有好转时宜结合适当活动，但必须防止过度屈伸及弯腰负重，以免复发。

（2）患者下肢、腰部均宜做好保温，避免风寒湿邪不良刺激。

（3）当腰椎间盘疼痛稍退后，可以开始进行一系列的肌肉功能训练。训练的方法是：仰卧位，把头部、双肘及双足跟作为支撑点，使劲向上挺腰抬臀，这样能够加强腰背肌肉功能。

第五节 腰肌劳损

腰肌劳损是指腰骶部肌肉、筋膜、韧带等软组织的慢性损伤。本病常由于工作姿势不良、过度弯腰或急性损伤后未及时治疗，或治疗不彻底、反复损伤，或冒雨受寒、受湿，以及先天畸形所致。中医认为腰为肾之府，由于劳损于肾，或平素体虚，肾气虚弱，肾的精气不能充养筋骨、经络，故患部多为气血不畅或瘀血留于经络，血不荣筋，筋脉不舒，而致腰部痉挛疼痛。

艾灸疗法可以温阳散寒，益肾壮腰，对缓解腰部酸痛很有效。

【症状】临床症状表现为长期、反复发作的腰背痛，时轻时重，劳累后加剧，休息后减轻，并与气候变化有一定关系，腰腿活动一般无明显障碍，部分患者伴有脊柱侧弯、腰肌痉挛，下肢可出现牵涉痛等症状。

【穴位选配】肾俞、大肠俞、阿是穴、承山、风市、昆仑、关元（图4-5）。

【艾灸方法】

（1）俯卧位，用温和灸法灸两侧肾俞穴，各3~5分钟，能补肾益气，治疗腰脊酸痛。

（2）俯卧位，用温和法各灸两侧大肠俞，各3~5分钟。

（3）采用温和法或回旋法灸阿是穴5~10分钟。

（4）俯卧位，用温和法先灸一侧承山穴，5分钟。下次换另一侧承

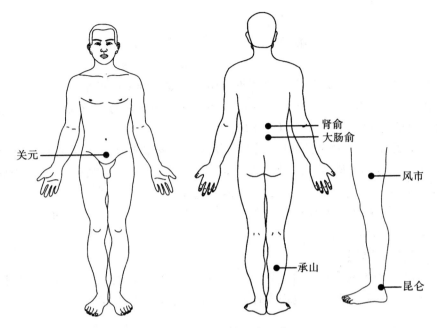

图 4-5　腰肌劳损艾灸穴位

山穴。

（5）侧卧位，用温和法灸两侧风市穴，各灸 3~5 分钟。

（6）侧卧位，用温和法灸昆仑穴 5 分钟，下次灸另一侧昆仑穴，交替进行，可舒经活络，治腰脊疼痛。

（7）用温灸盒灸关元穴 10 分钟。此穴有强壮作用，为保健要穴。

以上操作每日 1 次，10 天为一疗程，间隔 2 天再进行下一个疗程，至痊愈后，再治疗 2 个疗程以巩固疗效。

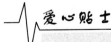

（1）治疗期间应静卧休息，不宜作剧烈运动和繁重劳动。

（2）平日应纠正不良坐姿，适当做腰背肌肉的功能锻炼，并注意腰腿部的防寒保暖，节制房事。

第六节　梨状肌综合征

梨状肌综合征是指由于梨状肌损伤、炎症，刺激压迫坐骨神经引起臀腿痛，属于中医学"痹证""筋伤"的范畴。中医认为，劳损复感风寒湿邪，痹阻经脉，筋脉失养以致疼痛。

【**症状**】多因外伤或风寒湿邪而诱发加重臀腿疼痛，严重者自觉循足太阳、足少阳经筋分布区放射性疼痛，甚则臀部有"刀割样"或"烧灼样"疼痛，不能入睡，影响日常生活，甚则走路跛行。

【**穴位选配**】大肠俞、腰阳关、环跳、委中、承山、足三里、太冲、膈俞（图4-6）。

【**艾灸方法**】

（1）患者取合适体位，用温和法灸以上诸穴，每次15~20分钟，每日1~2次，灸至局部症状减轻或者消失，或以皮肤潮红为度。

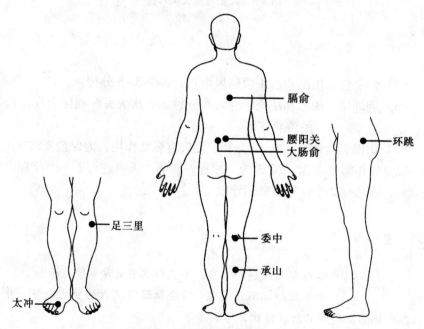

图4-6　梨状肌综合征艾灸穴位

（2）亦可用艾炷灸以上诸穴，每次 3~5 壮，每日 1~2 次，灸至局部症状减轻或者消失，或以皮肤潮红为度。

爱心贴士

（1）急性期患者最好卧床休息，减少活动，以利于神经根水肿的吸收，缩短病程。

（2）注意臀部、下肢保温，避免风寒湿不良刺激。

第七节　坐骨神经痛

坐骨神经痛是由于坐骨神经根受压所致，以疼痛放射至一侧或双侧臀部、大腿后侧为特征的一种病症。坐骨神经痛有原发和继发两类，前者起病突然，沿坐骨神经通路有放射性疼痛和明显的压痛点；后者大多可查到原发病，常伴有腰部活动受限，排便时加重，下肢有放射性疼痛。中医认为本病成因，乃由正气虚弱，气血失调，营卫不固，风、寒、湿、热诸邪乘虚而入，阻滞气血经络而致脉络失养，不荣而痛。

【症状】疼痛表现为间断的或者持续的锐痛、钝痛、刺痛或灼痛，一般只发生在身体一侧，可因咳嗽、喷嚏、弯腰、举重物而加重。

【穴位选配】

主穴：夹脊穴、肾俞、居髎、昆仑、悬钟。

配穴：①足太阳经证，再加环跳、阳陵泉、殷门、委中、承山；②足少阳经证，再加环跳、阳陵泉、风市。

【艾灸方法】

（1）俯卧位，用温和法或回旋法灸夹脊穴，5~10 分钟。

（2）俯卧位，用温和法灸肾俞穴 5 分钟。

（3）侧卧位，用温和法灸居髎穴，5~10 分钟，能祛风化湿，散寒止痛。

（4）侧卧位，对患病一侧的昆仑穴，用温和法灸 5 分钟。

（5）侧卧位，用温和法灸患病一侧的悬钟穴 5 分钟。

（6）用温和法灸阿是穴及最痛点 5~10 分钟。

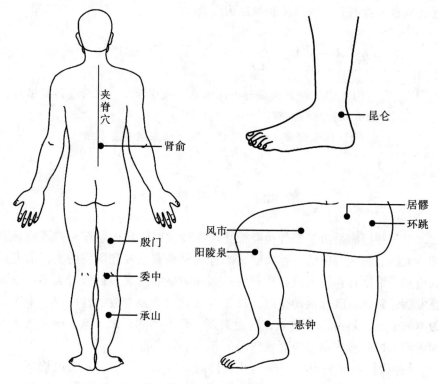

图 4-7 坐骨神经痛艾灸穴位

以上操作每日 1~2 次，7 日为一疗程，间隔 1 天再灸下一个疗程。可多个疗程痊愈后再灸 2 个疗程以巩固疗效。

∿ 爱心贴士

（1）患坐骨神经痛后，只要不在急性期内，仍坚持适度的体育锻炼，帮助解决运动障碍，增大活动范围，增强肌肉力量方式肌肉萎缩。

（2）纠正不良姿势，增强体质，改善全身健康状况。

第八节　膝关节痛

　　膝关节痛是指膝关节部位软组织劳损、慢性风湿性关节炎、膝关节骨质增生及良性膝关节炎等引起的膝关节疼痛。本病是一种老年人常见的症状，常常引起行动不便，活动受限。中医认为本病是由于风、寒、湿、热、痰、瘀等邪气闭阻经络，影响气血运行，导致肢体、筋骨、关节、肌肉等处发生疼痛、酸楚麻木的一种疾病。

　　艾灸疗法可以祛风除湿，散寒祛湿，消肿止痛。

　　【症状】 最常见症状就是疼痛，关节常出现僵硬、肿胀以及屈伸活动受限。

　　【穴位选配】 血海、梁丘、犊鼻、委中、阴陵泉、阳陵泉、三阴交、足三里、涌泉（图4-8）。

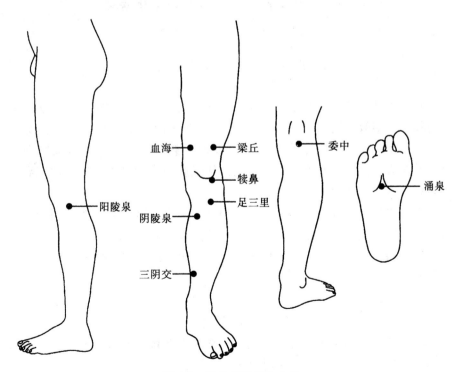

图4-8　膝关节痛艾灸穴位

【艾灸方法】

（1）患者取侧卧位，用艾条温和灸施术血海、梁丘、犊鼻穴，每穴灸20~30分钟。

（2）患者取侧卧位，用艾条温和灸施术涌泉、足三里穴，每穴灸5~10分钟，每日1次，10次为一疗程。

（3）患者取坐位，用艾条温和灸施术阳陵泉、阴陵泉穴，每日1次。

（4）患者取侧卧位，用艾条温和灸施术三阴交、委中穴，每穴灸约4分钟。每日1次，6次为一疗程。一个疗程结束后需要休息1~2天再进行第2个疗程。

爱心贴士

（1）积极治疗，适量运动关节。

（2）患者平时应注意保暖，避免肢体过度劳累。

第九节　网　球　肘

网球肘又称肱骨外上髁炎，是一种常见的慢性劳损性疾病。本病一般起病较慢，多数无明显外伤史，而且有长期使用肘部、腕部活动的劳损史。中医认为劳累汗出、营卫不固、寒湿侵袭肘部经络，使气血阻滞不畅；长期从事旋前、伸腕等剧烈活动，使经脉损伤、瘀血内停等均能导致肘部经气不通，不通则痛。

艾灸疗法可以有效刺激局部神经回路，促进血液循环，改善周围组织营养，令气能载血，血能荣筋，肌肉筋骨皆得以濡养。

【症状】肘后外侧酸痛，尤其在做转、伸、拉、端、推等动作时疼痛更为剧烈。

【穴位选配】

主穴：手三里、曲池、阿是穴。

配穴：①下臂旋前受限，再加下廉；②下臂旋后受限，再加尺泽；③肘内侧疼痛，再加少海；④肘尖疼痛，再加天井（图4-9）。

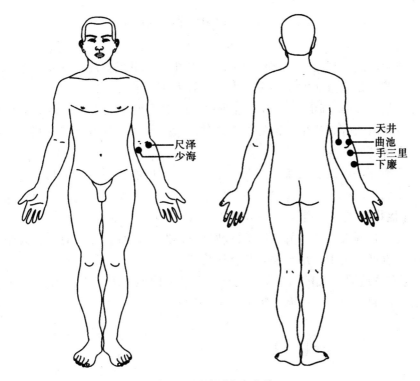

图 4-9　网球肘艾灸穴位

【艾灸方法】

（1）采用雀啄灸施术于阿是穴，每次 15~30 分钟。

（2）取侧卧位，用雀啄灸施术于手三里、曲池穴，每次 15~30 分钟。

以上操作方法每日 1 次，7 次为一疗程。可根据病情选择疗程数，直到症状缓解为止。

爱心贴士

（1）治疗期间应注意休息，局部保暖防寒。

（2）避免患肢旋转、用力及腕关节屈伸运动。

第十节 风湿性关节炎

　　风湿性关节炎是一种常见的急性或慢性结缔组织炎症。主要发生在四肢大关节，是风湿热的主要表现之一。好发于青壮年，以女性多见。急性炎症一般于 2～4 周消退，不留后遗症，但常反复发作。中医认为居处潮湿、触冒风雨等是产生痹证的外来条件；素体虚弱、气血不足、腠理不密是产生痹证的内在因素。

　　艾灸疗法可以抗风寒，调理气血，在一定程度上缓解和治疗遇冷引发疼痛或加重疼痛的一类风湿性关节炎。

　　【症状】表现为游走性多发性关节炎，多对称性地累及膝、踝、肩、腕、肘、髋等大关节，关节局部红肿热痛，但不化脓，可同时累及几个大关节，也可波及手、足小关节及脊柱关节。

　　【穴位选配】大椎、至阳、灵台、尺泽、曲池、手三里、阳池、外关、合谷、肩髃、肩髎、血海、犊鼻（图 4-10）。

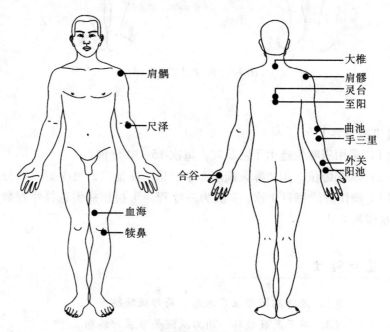

图 4-10　风湿性关节炎艾灸穴位

【艾灸方法】

（1）患者取俯卧位，用艾条温和灸施术大椎穴，每次灸 15~20 分钟。

（2）急性发病期，患者取俯卧位，用艾条温和灸施术至阳、灵台、督脉上压痛点，每次灸 10 分钟，每日 1 次，10 次为一疗程。

（3）膝关节痛时，患者取侧卧位，用艾炷着肤灸施术犊鼻、血海穴，每穴施灸 15 分钟，每日 1 次，每周 5 次为宜，10 次为一疗程。

（4）肩关节痛时，患者取侧卧位，用艾绒隔姜灸施术肩髃、肩髎穴，连续灸 2 柱，每日 1 次。

（5）肘关节痛时，患者取侧卧位，用艾炷着肤灸施术尺泽、曲池、手三里穴，每穴灸 15 分钟，每日 1 次，每周 5 次为宜，10 次为一疗程。

（6）腕关节痛时，患者取俯卧位，用艾条温和灸施术阳池、合谷、外关穴，每穴灸 10~20 分钟，每日 2 次。

爱心贴士

（1）本病应积极配合中西医药物治疗。

（2）急性发作期应卧床休息。

（3）平时注意防止受寒、淋雨，关节处要注意保暖。

第十一节　痔　疮

痔疮是指直肠下端黏膜和肛管远侧端皮下的静脉曲张呈团块状或半球状隆起的肉球（又叫痔核）。中医认为，本病多因久坐、久立、负重远行或饮食失调、嗜食辛辣肥甘、泻痢日久、劳倦过度等导致气血运行不畅，络脉瘀阻，蕴生湿热而引发。得了痔疮是件既痛苦又尴尬的事，而且痔疮极易复发。

艾灸疗法有镇痛、消炎、止血的功效，对痔疮坠痛、出血、发炎等疗效较好，可配合其他方法综合治疗。

【症状】便后出血，色鲜红，附在粪便的表面；肛门周围可有疼痛感；痔核可出现肿胀、疼痛、瘙痒、出血，排便时可脱出肛门。

【穴位选配】

主穴：次髎、长强、承山。

配穴：关元、气海、大肠俞、足三里、会阴（图 4-11）。

【艾灸方法】

（1）外痔

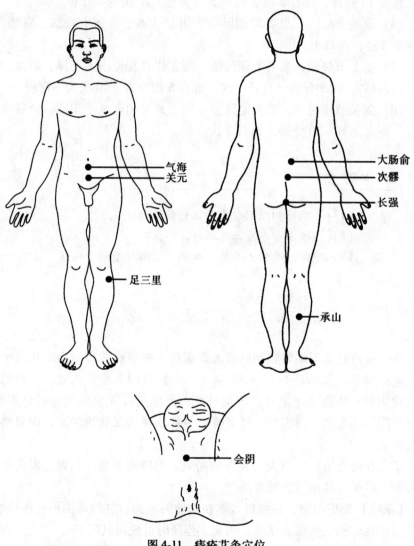

气海
关元
足三里

大肠俞
次髎
长强
承山

会阴

图 4-11　痔疮艾灸穴位

①患者取俯卧位，用艾炷直接灸施术大肠俞、次髎、长强、承山穴，每穴 3~5 壮。

②患者取侧卧位，用艾炷直接灸施术气海、会阴、足三里穴，每穴3~5 壮。

（2）内痔

①患者取俯卧位，用艾炷直接灸施术大肠俞、次髎、长强、承山穴，每穴 3~5 壮。

②患者取侧卧位，用艾炷直接灸施术会阴穴，每次 3~5 壮。

（3）混合痔

①患者取俯卧位，用艾炷直接灸施术大肠俞、次髎、长强、承山穴，每穴 3~5 壮。

②患者取侧卧位，用艾炷直接灸施术会阴穴，每次 3~5 壮。

③患者取仰卧位，用艾炷直接灸施术关元穴，每次 3~5 壮。

以上各穴也可用艾炷隔姜灸，每穴灸 3~5 壮，每日 1 次。

爱心贴士

（1）少食辛辣、刺激性食物，多食蔬菜、水果及粗纤维食物。

（2）保持排便通畅，养成定时排便的习惯。

（3）经常做提肛锻炼，增强肛门括约肌的功能。

（4）避免久坐或久站。

第五章　妇科常见病艾灸疗法

第一节　痛　经

痛经是指妇女在月经期间或行经前后，产生下腹部及腰部疼痛，甚则剧痛难忍，随着月经周期持续发作的病证，有原发性和继发性之分。原发性痛经指生殖器官无明显器质性病变的月经疼痛，又称功能性痛经，常发生在月经初潮或初潮后不久，多见于未婚或未孕妇女，多数经生育后痛经缓解或消失；继发性痛经指生殖器官有器质性病变如子宫内膜异位症、盆腔炎和子宫黏膜下肌瘤等引起的月经疼痛。中医认为本病多因情志郁结，或经期受寒饮冷，以致经血滞于胞宫，或体质素弱引起。

艾灸疗法可以理气行经、止痛，对治疗痛经效果明显。

【症状】下腹部出现痉挛性疼痛，并伴有全身不适。

【穴位选配】

主穴：关元、地机、至阴。

配穴：①寒湿凝滞，再加中极；②肝郁气滞，再加气海、三阴交；③肝肾亏损，再加肝俞、肾俞（图5-1）。

【艾灸方法】

（1）仰卧位，采用温和法或用温灸盒灸关元穴20~30分钟，可培元补气、调节痛经。

（2）仰卧位，用温和法灸地机穴5~10分钟，能和血化瘀，治疗痛经。

（3）坐位，采用温和灸或雀啄法灸至阴穴5~10分钟，可舒筋理气，调理三焦。

上述方法可自行灸治，于月经来潮前3~5天开始，每天1次，每次40分钟左右。直到月经来潮为止。可连续灸治2~3个周期，痛经愈后再灸1个星期以巩固效果。

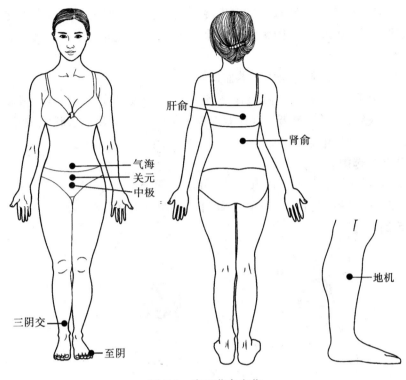

图 5-1　痛经艾灸穴位

爱心贴士

　　（1）艾灸治疗应在每次月经来潮前2~3日进行治疗。

　　（2）平日应加强体育锻炼，调适情志，消除焦虑、紧张和恐惧心理。

　　（3）经期应注意卫生，并避免剧烈运动和过度劳累，饮食忌寒凉。

第二节　月经不调

　　月经不调是指月经的周期、经期、经量、经质发生异常改变的一种妇科疾病。中医认为本病主要是因为经期忧思郁怒，导致气滞血瘀、冲任失调；或因为经期冒雨涉水，过食生冷，久坐、久卧湿地，感受寒冷之邪，导致寒湿凝滞胞脉；或因为素体虚弱，经期劳累过度等原因导致脾肾阳虚、胞脉失养。

艾灸疗法可以补肾培本，养血调经。

【症状】 主要表现为经期超前或延后、经量或多或少、色淡红或暗红、有血块，经质清稀或赤稠，并伴有头晕、心悸、心烦易怒、睡眠较差、腰酸腰痛、精神疲倦等。

【穴位选配】

主穴：气海、关元、血海、足三里、三阴交。

配穴：天枢、归来、脾俞、命门、复溜、太溪、然谷、太冲、行间（图5-2）。

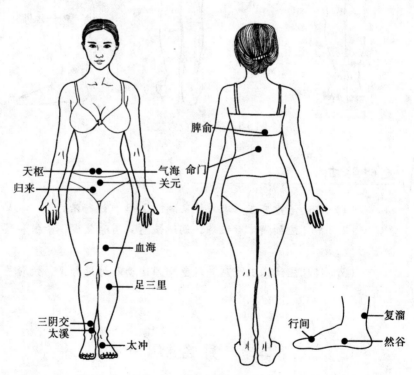

图5-2 月经不调艾灸穴位

【艾灸方法】

（1）寒伤冲脉

①患者取俯卧位，用艾炷灸施术命门穴，每次 3~5 壮。

②患者取侧卧位，用艾炷灸施术血海、三阴交穴，每穴 3~5 壮。

③患者取仰卧位，用艾炷灸施术天枢、气海、关元、归来，每穴 3~5 壮。

（2）血热先期

①患者取侧卧位，用艾炷隔姜灸施术血海、三阴交、复溜、太溪、然谷、太冲、行间穴，每穴 5~10 壮。

②患者取仰卧位，用艾炷隔姜灸施术关元穴，每次 5~10 壮。

（3）气虚先期

①患者取俯卧位，用艾炷灸施术脾俞穴，每次 5~10 壮。

②患者取侧卧位，用艾炷灸施术气海、关元穴，每穴 5~10 壮。

③患者取仰卧位，用艾炷灸施术足三里穴，每次 5~10 壮。

以上操作每日 1 次，于 2 次月经中间开始灸。

爱心贴士

（1）注意经期卫生，保持阴部清洁，应特别注意下半身的保暖。

（2）生活有规律，保持心情舒畅，适当锻炼身体和参加轻体力劳动。

（3）经期严禁性生活。

（4）戒烟，忌食辛辣、刺激性食物，适当补血。

第三节　闭　　经

闭经又称经闭，是指女子年过 18 岁后，月经仍未来潮，或曾经来而又中断达 3 个月以上的病症。中医学认为闭经可分为血枯闭经和血滞闭经两大类。先天肾气不足，或后天肝肾亏损，或反复出血而闭经为血枯闭经；精神刺激，郁怒伤肝，肝气郁结，或经期受凉，导致闭经为血滞闭经。

艾灸疗法治疗闭经有较好疗效，尤其治疗精神因素引起的闭经效果更好，可以补气血，益肝肾，调冲任，通经血。

【症状】妇女超过18岁仍不来月经或已经建立了正常月经周期后，连续3个月以上不来月经。

【穴位选配】

主穴：中极、气海、足三里、关元、血海、太冲、合谷、脾俞、肾俞、三阴交。

配穴：①血枯经闭，再加肝俞、膈俞；②血滞经闭，再加地机（图5-3）。

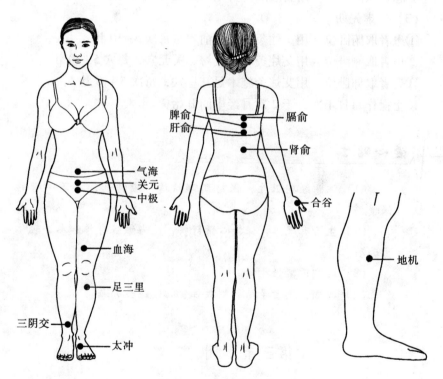

图5-3　闭经艾灸穴位图

【艾灸方法】

患者取合适体位，用温和法灸以上诸穴，每次 15～20 分钟。每日 1 次，10 次为一疗程。

爱心贴士

（1）注意将闭经和早期妊娠相鉴别。

（2）避免过度疲劳和精神刺激，调适情志，劳逸结合，适当参加体育锻炼。

（3）调节饮食，注意蛋白质等的摄入，避免过分节食或减肥，造成营养不良引发此病。

（4）注意经期及产褥期卫生。

第四节　带　下　病

带下病是指女性阴道分泌物增多，连续不断，呈白色或浅黄色或混有血液，质地黏稠，如涕如脓，气味腥臭。按照带下的颜色不同，可分为白带、黄带、赤带、黑带、青带等。中医认为本病多因湿热下注或气血亏虚，致带脉失约、冲任失调而成。

艾灸疗法可以益气健脾，清热利湿，化浊止带。

【症状】 带下病经常伴有头晕、四肢无力、心烦、口干、腰酸、小腹坠胀疼痛等症状。

【穴位选配】

主穴：带脉、气海、关元、足三里、脾俞、肾俞、白环俞、三阴交。

配穴：①脾虚，再加中极、太溪；②肾虚，再加次髎（图5-4）。

【艾灸方法】

取仰卧位、俯卧位，用回旋灸施术于以上诸穴，每次 15～20 分钟。每日 1 次，7 次为一疗程，直至症状改善为止。

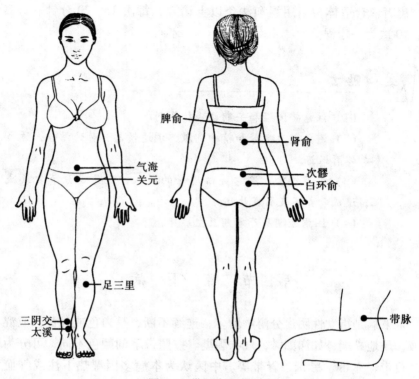

脾俞

肾俞

气海
关元

次髎
白环俞

足三里

三阴交
太溪

带脉

图 5-4　带下病艾灸穴位

爱心贴士

（1）平时应积极参加体育锻炼，增强体质，下腹部要保暖，避免风冷之邪入侵。

（2）饮食应注意避免生冷、辛辣等刺激性食物，保持乐观心态。

（3）保持阴部卫生，积极治疗阴道炎、盆腔炎等原发病。

第五节　慢性盆腔炎

慢性盆腔炎是指女性内生殖器、周围结缔组织及盆腔腹膜发生慢性炎症，反复发作，经久不愈。本病常常由于分娩、流产、宫腔内手术消毒不严，或经期、产后不注意卫生，或者盆腔附近其他部位的感染使病原体侵入所致。

艾灸疗法可以调理脾胃，活血化瘀，通调冲任带三脉。

【**症状**】下腹部疼痛、咽干口苦、小便短赤、大便秘结、经行则量多或者淋沥不尽。

【**穴位选配**】关元、中极、子宫、足三里、三阴交（图5-5）。

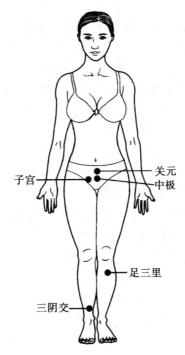

图5-5　慢性盆腔炎艾灸穴位

【艾灸方法】

（1）用温和法或温灸器灸关元穴 10 分钟。

（2）用温和法灸中极穴 10 分钟，可调经止带、温阳利水。

（3）对两侧子宫穴可同时用温和法或温灸盒灸 5~10 分钟。

（4）用温和法灸两侧足三里，各 3~5 分钟。

（5）对两侧三阴交穴用温和法灸 3~5 分钟。

上述操作均取仰卧位，每日 1 次，7 日为一疗程，间隔 1 天，继续下一个疗程。痊愈后再进行 2 个疗程。

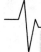 爱心贴士

（1）在平时应注意经期卫生，禁止在经期、流产后性交、盆浴。

（2）患病后要解除思想顾虑，保持心情舒畅，增强治疗信心。

（3）注意营养，需劳逸结合，进行适当的体育锻炼，以增强体质并提高机体抗病能力。

第六节　乳腺增生

乳腺增生是指乳腺上皮和纤维组织增生，乳腺组织导管和乳小叶在结构上的退行性病变及进行性结缔组织的生长。乳腺增生是由内分泌失调引发的乳腺疾患，是困扰女性的常见病之一，有 70%~80% 的女性都有不同程度的乳腺增生，多见于 25~45 岁的女性。中医认为本病多由于情怀不畅，肝气不得正常疏泄而气血郁结于乳房而成。

【症状】 突出症状是月经前乳房疼痛明显，多为乳房外上侧及中上部疼痛明显，月经后疼痛减退或消失，乳房内能够触及大小不等的包块或条索状增生物。

【穴位选配】

主穴：膻中、期门、膺窗、乳根、阿是穴（增生肿块）、太冲、肝俞、脾俞、足三里。

配穴：①肝郁气滞，再加肩井；②痰湿阻络，再加内关、中脘；③冲任失调，再加关元、三阴交、肾俞（图 5-6）。

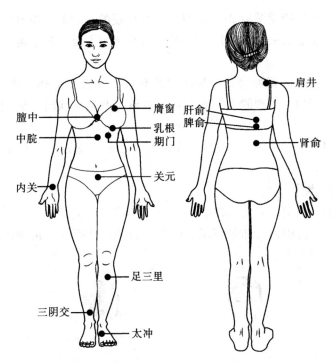

图 5-6　乳腺增生艾灸穴位

【艾灸方法】

采取仰卧位、俯卧位，用温和法灸以上诸穴，每次 10~20 分钟。每日1 次，10 次为一疗程，至肿块减小或消失为止。

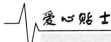

（1）解除患者的思想压力，使其能够心情愉快地配合治疗。

（2）增加营养，充分休息，避免食用刺激性食物。

（3）本病有 2%~3% 的恶变可能，应定期复查。

第七节 妊娠呕吐

妊娠呕吐是指受孕后2~3个月，反复出现的以恶心、呕吐、厌食或食入即吐为主要症状的孕期病症。中医认为本病的主要机制是冲气上逆、胃失和降。

艾灸疗法可以调冲降逆，佐以健脾化痰，或疏肝清热，或益气养阴。但如果呕吐剧烈，出现脱水、酸中毒、黄疸等严重症状时，应配合中西药物治疗。

【症状】恶心、呕吐等，伴有全身乏力、精神萎靡、身体消瘦，一般在清晨时较重。

【穴位选配】

主穴：三阴交、脾俞、胃俞。

配穴：①胃虚，再加足三里、中脘、公孙；②痰滞，再加阴陵泉、中脘、幽门（图5-7）。

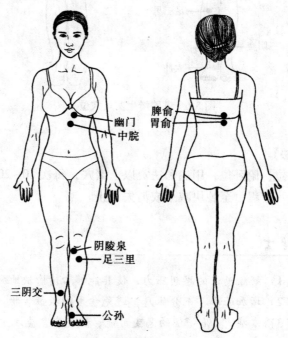

图5-7 妊娠呕吐艾灸穴位

【艾灸方法】

取仰卧位、俯卧位，用温和法灸三阴交、脾俞、胃俞穴，每穴灸 10~15 分钟，灸至皮肤出现潮红为度。每日 1 次，10 次为一疗程，疗程间休息 2~3 日。

爱心贴士

(1) 对于呕吐严重，出现电解质紊乱及脱水现象的患者，应及时就医。

(2) 保持乐观心态，消除紧张情绪。

(3) 注意休息，预防感冒。

(4) 注意饮食调节，少食多餐，适当增加营养，多吃高蛋白、高维生素、易消化的食物，少吃生冷油腻的食品。

第八节　女性更年期综合征

女性更年期综合征是指妇女在 45~55 岁的年龄段，因为卵巢功能的退行性改变，月经逐渐停止来潮，进入绝经期所表现的一系列内分泌失调和自主神经功能紊乱的症候群。很多人认为更年期十分可怕，其实更年期只是一个正常的生理过程，只需积极地调理，一般预后良好。

艾灸疗法可以滋养肝肾、补益心脾，治疗和缓解更年期综合征，能够补充阳气，调节卵巢分泌功能及激素平衡。

【症状】 主要表现为月经不规律、烦躁易怒、潮热汗出、腰膝酸软、失眠多梦、头晕耳鸣、健忘多疑、性欲减退、乏力、注意力不集中等。

【穴位选配】

主穴：太冲、太溪、肝俞、肾俞。

配穴：①心血亏损，再加子宫、脾俞；②脾胃虚弱，再加脾俞（图 5-8）。

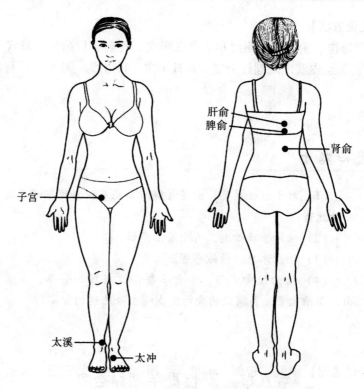

图 5-8　女性更年期综合征艾灸穴位

【艾灸方法】

取俯卧位或仰卧位，用温和灸以上诸穴，每穴 10~15 分钟，每日 1 次，10 次为一疗程，疗程间休息 1~3 日。

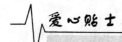

（1）患者应保持乐观、积极的心态去看待更年期，并定期去医院体检。

（2）加强营养，多做户外运动。多吃富含雌激素的食物及生菜和蛋白质补充品（尤其是低血糖患者），限用少量的酸酪乳或酸奶，少喝含咖啡因的饮品。

第六章 儿科常见病艾灸疗法

第一节 小儿便秘

小儿便秘是指小儿大便秘结不通，或排便间隔时间超过 2 天以上，大便质地干燥坚硬，难于排出。主要由于各种原因引起的肠道蠕动失常所致。便秘不仅会使有毒物质长时间滞留在体内，损害肝、肾，还可影响儿童的生长发育，导致肥胖、脂肪肝等疾患。更为严重的是，长期便秘会影响孩子的智力发育。

【症状】表现为大便干燥坚硬，难于排出，腹部胀满疼痛拒按，饮食减少，烦躁不安；或者虽便质不硬，但数日大便一次，用力难下，形体瘦弱，面色苍白。

【穴位选配】中脘、神阙、天枢、大横、阳池、足三里、大肠俞、龟尾（图6-1）。

【艾灸方法】

（1）患者取仰卧位，用艾条温和灸施术中脘穴，每次灸 3~5 分钟。

（2）患者取仰卧位，用艾条温和灸施术天枢、大横穴，每穴灸 20 分钟，每日 1 次，1 个月为一疗程。

（3）患者取仰卧位，用艾条熏灸施术神阙穴，每次灸 10 分钟，每日 1 次，7 次为 1 疗程。

（4）患者取侧卧位，用艾条雀啄灸施术阳池、足三里穴，每穴灸 10 分钟，每日 1 次，7 次为一疗程。

（5）患者取俯卧位，用艾柱温和灸施术大肠俞、龟尾穴，每穴灸 5 壮左右，每日 1 次，7 次为一疗程。

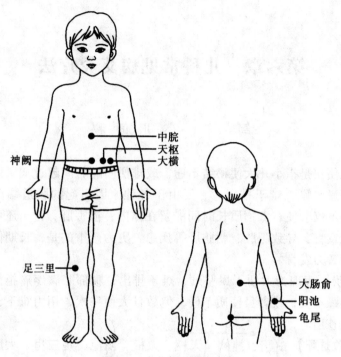

中脘
天枢
神阙
大横
足三里
大肠俞
阳池
龟尾

图6-1 小儿便秘艾灸穴位

爱心贴士

（1）调整小儿饮食，多吃水果和蔬菜，少吃油腻多脂食品，饮水时适当加入蜂蜜。

（2）带小儿多参加户外活动，增强肠蠕动功能。

第二节 小儿厌食

小儿厌食是指小儿较长时期见食不贪、食欲减退、厌恶进食的病症，是目前儿科临床常见病之一。本病多见于1~6岁儿童，其发生无明显的季节差异，一般预后良好。少数长期不愈者可影响儿童的生长发育，也可成为其他疾病的发生基础。中医认为本病多因长期乳食失节，损伤脾胃而致。

艾灸疗法可以健脾和胃，燥湿化痰，消食导滞。

【症状】主要的症状有呕吐、食欲减退、面色欠华、形体偏瘦、腹泻、便秘、腹胀、腹痛和便血等。

【穴位选配】

主穴：足三里、中脘。

配穴：①脾胃虚弱，再加脾俞、胃俞；②脾胃不和，再加内关、公孙；③胃阴不足，再加三阴交、内庭；④肝旺脾虚，再加太冲、公孙（图6-2）。

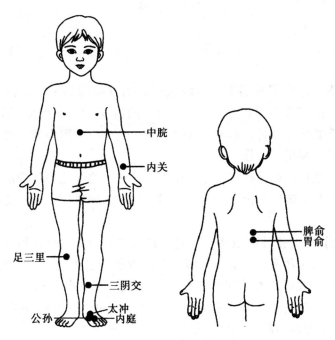

图 6-2 小儿厌食艾灸穴位

【艾灸方法】

（1）取侧卧位，用雀啄灸法施术于足三里穴，每次10~15分钟。

（2）取仰卧位，用雀啄灸或温灸盒灸中脘，每次10~15分钟。

　　以上操作每日 1 次，7 次为一疗程，可根据病情选择疗程数，到患儿食欲正常时为止。

　　（1）平日应培养小儿良好的饮食习惯，定时进餐，保证饮食卫生；生活有规律，睡眠充足，定时排便；营养全面，多吃粗粮和水果蔬菜，少吃零食和甜食，少喝饮料。

　　（2）改善进食环境，避免"追喂"等过分关注小儿进食的行为。

第三节　小儿腹泻

　　小儿腹泻是由多种病原、多因素引起的以腹泻为主的一组临床综合征。发病年龄多在 2 岁以下，1 岁以内者约占 50%。小儿腹泻病位在肠，但关键病变脏腑在脾胃，脾虚湿盛是关键。此外，常因外邪、饮食、情志等因素诱发，易反复发作。

　　艾灸疗法可以调理脾胃，涩肠止泻，对幼儿的保健和防治疾病效果是显著的，而且易被幼儿接受，更不必担心药物毒副作用，这是艾灸保健突出的优点。

　　【症状】小儿排便次数明显超过平日习惯的频率，粪质稀薄，水分增加，或含未消化食物或脓血、黏液。腹泻常伴有排便急迫感、肛门不适、失禁等症状。腹泻分急性和慢性两类。急性腹泻发病急剧，病程在 2~3 周。慢性腹泻指病程在 2 个月以上或间歇期在 2~4 周内的复发性腹泻。

　　【穴位选配】中脘、神阙、天枢、脾俞（图6-3）。

　　【艾灸方法】

　　（1）患者仰卧位，用艾条熏灸施术中脘穴，每次灸 10~15 分钟。

　　（2）患者仰卧位，用艾条温和灸施术神阙穴，每次灸 10~15 分钟。

　　（3）患者仰卧位，用艾条平行反复回旋灸天枢穴，每次灸 10~15 分钟。

　　（4）患者俯卧位，用艾条平行反复回旋灸脾俞穴，每次灸 10~15 分钟。

　　以上操作每日 1 次，10 次为一疗程。

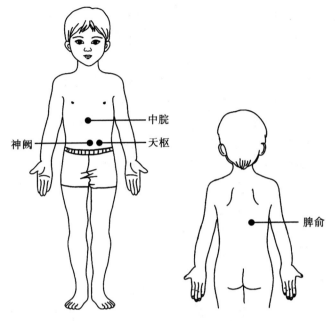

图 6-3　小儿腹泻艾灸穴位

爱心贴士

（1）为了增加艾灸的效果，每一次艾灸前可先用手心摩腹7~10分钟。

（2）脐部如果有损伤、炎症，刚吃过饭或空腹时不能进行。

（3）艾灸不可离脐部太近，觉得有热热的感觉就可以了。

（4）艾灸过后，脐部不能沾水。

第四节　小儿遗尿症

小儿遗尿症是指3周岁以上的小儿无法控制排尿，睡眠中小便自遗，醒后方觉的一种病证。多见于 10 岁以下的儿童，男孩患此病的概率多于女孩。中医认为本病多因肾气亏虚，下元不固或脾肺气虚，中气下陷或肝经湿热，下注膀胱而致。

艾灸疗法可以培元补肾，固涩下元，从而改善孩子的尿床现象，同时还能增强体质，平复情绪。

【症状】患儿大多在夜间一定的钟点，自行排尿，醒后方觉。有的每晚都遗，甚则一夜遗尿数次；有的 3~5 日 1 次，有的 1 个月遗尿 1~2 次。部分患儿白天睡眠时亦可发生。临床上没有排尿困难或剩余尿。

【穴位选配】

主穴：中极、百会、次髎。

配穴：①肾气不足，再加关元、肾俞；②肺脾气虚，再加肺俞、脾俞；③下焦湿热，再加曲泉、阴陵泉（图 6-4）。

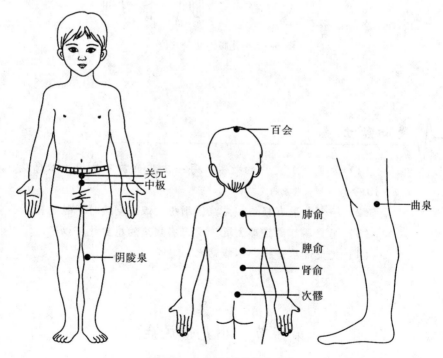

图 6-4　小儿遗尿症艾灸穴位

【艾灸方法】

（1）患者取俯卧位，用雀啄灸或温灸盒灸肾俞、次髎穴，每穴 15~30 分钟。

（2）取仰卧位，用隔盐法灸中极、关元穴，每次 3~5 壮，以局部温而不烫为度。

（3）取坐位，用雀啄灸百会穴，每穴 15~30 分钟。

以上操作方法每日 1 次，7 次为一疗程，可根据病情选择疗程数，直到症状改善为止。

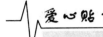

爱心贴士

（1）应培养小儿按时排尿的习惯，夜间家长应定时叫醒患儿起床排尿。

（2）临睡前应少饮水，并排空小便。

（3）家长应消除小儿的紧张恐惧心理，树立其信心和勇气。

第七章　男科常见病艾灸疗法

第一节　前列腺炎

前列腺炎是中青年男性的常见病之一，是指前列腺特异性和非特异感染所致的急慢性炎症，从而引起的全身或局部症状。中医认为前列腺炎多因肾元亏损、脾气虚陷，不能固摄精微，或因湿热下注、扰动精宝、迫精外溢所致。

【症状】急性前列腺炎可有恶寒、发热、乏力等全身症状。局部症状是会阴或耻骨上区域有重压感，久坐或排便时加重，尿道症状为排尿时有烧灼感、尿急、尿频，可伴有排尿终末血尿或尿道脓性分泌物；慢性前列腺炎可继发于急性前列腺炎或慢性后尿道炎，也可继发于全身其他部位的感染，可有排尿后尿道不适感，排尿终末可有白色黏液，继而可有尿频、尿不净、会阴部或腰部酸胀，常伴有阳痿、早泄、遗精，久之可致前列腺肥大。

【穴位选配】十七椎、腰眼、中极、阴陵泉（图7-1）。

【艾灸方法】

（1）取俯卧位，用温和法或温灸盒法灸十七椎，灸10~15分钟。

（2）取俯卧位，用温和法灸腰眼穴5~10分钟，可壮腰补肾、驱寒利湿，治疗尿频。

（3）取俯卧位，用温和法灸中极穴5~10分钟，可通利膀胱，清利湿热，治小便不利。

（4）取俯卧位，用温和法灸阴陵泉5~10分钟。

以上操作每日1~2次，10天为一疗程，间隔2天再进行下一个疗程，需要多个疗程坚持治疗。

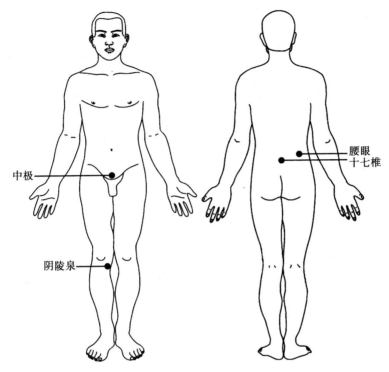

图 7-1　前列腺炎艾灸穴位

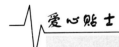

（1）注意饮食调节，忌食辛辣。

（2）注意个人卫生，防止尿路感染。

（3）节制房事，适当锻炼身体。

第二节　前列腺增生症

前列腺增生症是指因性激素分泌减少或炎性增生导致前列腺内纤维细胞增生，压迫尿道而引起一系列症状的疾病。男子更年期时，性激素分泌减少，睾丸的内分泌减少，前列腺分泌减少，腺体发生萎缩和退行性改变，前列腺内的结缔组织增生，前列腺肥大，压迫尿道和输精管，引起排尿、排精障碍。因性激素量减少，身体其他的部位也逐渐衰退。

【症状】早期有尿频、尿急，排尿困难，起初排尿踌躇，开始时间延迟，以后出现排尿迟缓，射程不远，尿线变细无力，或尿流中断，尿末淋沥，尿意不尽感。晚期可有尿失禁，血尿，前列腺增生中有 40%～60% 患者可出现急性尿潴留。

【穴位选配】中极、归来、三阴交、太溪、肾俞、膀胱俞、次髎、委中（图 7-2）。

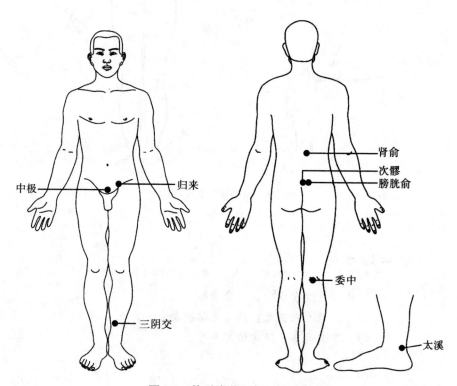

图 7-2　前列腺增生症艾灸穴位

【艾灸方法】

（1）患者仰卧位，用温和法灸中极、归来穴，每次 15~20 分钟。

（2）取俯卧位，用温和法灸肾俞、膀胱俞、次髎、委中穴，每次 15~20 分钟。

（3）取侧卧位，用温和灸法施术于三阴交、太溪穴，每次 15~20 分钟。

以上操作方法每日 1 次，7 日为一疗程。

爱心贴士

（1）不要憋尿，憋尿会使膀胱过度充盈后肌张力减弱。

（2）保持会阴部清洁，勤换内裤，以免皮肤和尿路感染。

（3）不过度饮酒，严禁酒后性生活。

第三节　阳　痿

阳痿是指男子未到性功能减退时期，出现阴茎不能勃起或勃起不坚，不能进行正常性生活的一种症状。中医认为，本病是由于劳伤久病，饮食不节，七情所伤，外邪侵袭等原因造成的。

艾灸疗法可以补益心脾、温肾助阳，艾灸开始时会感觉到穴位处的温热感向四周扩散，时间长了会感觉精神和体力逐渐增强，1 个月左右即会见到明显的效果。

【症状】男性在有性欲情况下，阴茎不能勃起或能勃起但不坚硬，不能进行性交活动而发生性交困难。阴茎完全不能勃起者称为完全性阳痿，阴茎虽能勃起但不具有性交需要的足够硬度者称为不完全性阳痿。

【穴位选配】肾俞、命门、气海、关元、太溪（图7-3）。

【艾灸方法】

患者分别取仰卧、俯卧及侧卧位，采用隔姜法灸以上诸穴，每次 5~7 壮，每日 1 次，10 次为一疗程。

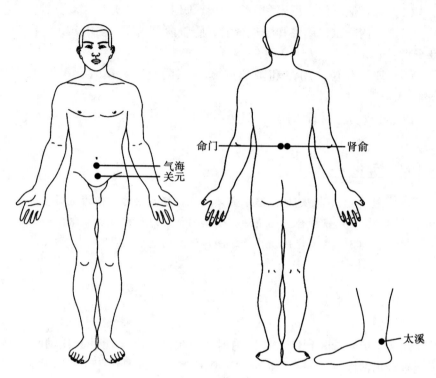

气海
关元

命门 —— 肾俞

太溪

图 7-3　阳痿艾灸穴位

爱心贴士

（1）宜配合积极治疗引发本病的其他疾病，避免房事过度，戒烟酒。

（2）劳逸结合，适当锻炼，消除紧张情绪。

第四节　早　　泄

　　早泄是指性交刚开始，男子勃起的阴茎尚未进入阴道或刚入阴道即已射精，随之阴茎软缩，不能正常进行性交的一种病症，是常见的男性性功能障碍。中医认为本病多由于房劳过度或频犯手淫，导致肾精亏耗、肾阴不足，或体虚羸弱、肾气不固，导致肾阴阳俱虚所致。

　　艾灸疗法可以补益脾肾，固摄精室。早泄和心理因素息息相关，所以适当的艾灸，可以调节中枢神经系统，缓解紧张的情绪，对治疗早泄很有效。

　　【症状】

　　（1）轻度早泄：阴茎插入阴道内时间 1~3 分钟，能抽动 15 次以上，但不能控制性高潮。

　　（2）中度早泄：阴茎插入阴道能抽动 1~15 次，时间少于 1 分钟，不能控制射精。

　　（3）重度早泄：阴茎不能行阴道内插入，或能插入但不抽动即射精。

　　【穴位选配】心俞、脾俞、肾俞、三阴交、神门（图 7-4）。

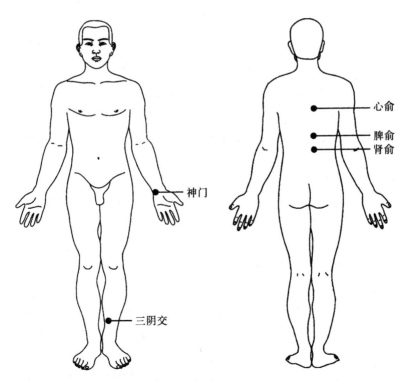

图 7-4　早泄艾灸穴位

【艾灸方法】

患者取俯卧位、侧卧位，用温和法灸以上诸穴，每次 10～15 分钟，每日 1 次，10 次为一疗程。疗程间休息 2～3 日。

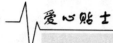

爱心贴士

（1）应积极治疗可能引发本病的其他疾病。

（2）戒除手淫，避免过度房事，戒烟酒。

（3）学习一些生理常识及性治疗，消除紧张心理，调适情志，争取配偶支持和配合。

第五节　遗　精

遗精是指男性无性交而精液自行外泄的一种疾病，如果有梦而遗精者成为梦遗；无梦而遗精者，甚至清醒的时候精液自行流出称为滑精。无论是梦遗还是滑精统称为遗精。发育成熟的男性，每月偶有 1～2 次遗精，且次日无任何不适者，属正常生理现象；但一周数次或一日数次，并伴有精神萎靡、腰酸腿软、心慌气喘等症状则属于病理性。中医认为本病的发生多由于劳心太过，欲念不遂，饮食不节，恣情纵欲等诸多因素所致。

艾灸疗法可以滋阴降火，交通心肾，安神固精。

【症状】频繁遗精，或梦遗，或滑精，每周 2 次以上，伴见头晕目眩、神疲乏力、精神不振、腰膝酸软等。

【穴位选配】心俞、肾俞、命门、志室、腰阳关、气海、关元、足三里、三阴交、太溪（图 7-5）。

【艾灸方法】

（1）患者取仰卧位，用温和灸法灸气海、关元穴，每次 10～15 分钟。

（2）取俯卧位，用温和灸施术于心俞、肾俞、命门、志室、腰阳关穴，每次 10～15 分钟。

（3）取侧卧位，用温和灸施术于足三里、三阴交、太溪穴，每次 10～15 分钟。

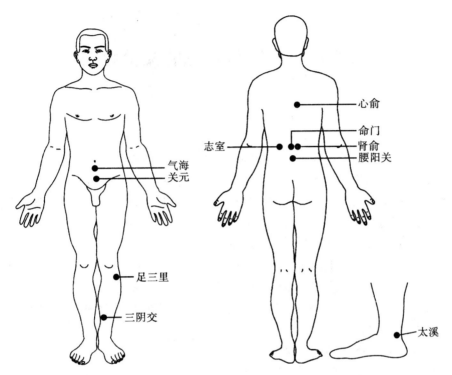

图 7-5　遗精艾灸穴位

以上操作方法每日 1 次，10 次为一疗程。

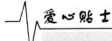

（1）建立正常的生活制度，婚后保持正常的性生活。

（2）经常更换内衣裤，保持性器官清洁卫生。

（3）调整睡眠习惯，夜间睡眠时下身及足部不宜过暖，睡眠姿势以仰卧、侧卧为宜。

（4）调适情志，注意饮食营养，节醇酒厚味。

第八章 皮肤科常见病艾灸疗法

第一节 湿 疹

湿疹是由多种内外因素引起的过敏性、炎症性皮肤病。可发生于任何年龄、任何部位、任何季节，但常在冬季复发或加剧，有渗出倾向，慢性病程，易反复发作。中医认为湿疹是由于禀性不耐，风热内蕴，外感风邪，风湿热邪相搏，浸淫肌肤而成，其中"湿"是主要因素。

艾灸疗法可以清热利湿，祛风止痒，养血润燥。

【症状】皮损呈多形性，可见潮红、皮疹、水疱，很快发生渗出、糜烂、结痂性损害，皮损处瘙痒难忍。进食鱼虾、饮酒、肥皂洗、热水烫均可使皮损加重。

【穴位选配】

主穴：大椎、神门、血海、足三里、三阴交、曲池。

配穴：肺俞、膈俞、郄门、合谷、阴陵泉、大都（图8-1）。

【艾灸方法】

（1）急性湿疹

①患者取俯卧位，用艾炷灸施术大椎、肺俞穴，每穴3~5壮，每日1次。

②患者取侧卧位，用艾炷灸施术神门穴，每次3~5壮，每日1次。

③患者取仰卧位，用艾炷灸施术曲池、血海、阴陵泉、足三里、三阴交穴，每穴3~5壮，每日1次。

（2）慢性湿疹

①患者取俯卧位，用艾炷灸施术大椎、膈俞穴，每穴3~5壮，每日1次。

②患者取侧卧位，用艾炷灸施术郄门、神门穴，每穴3~5壮，每日1次。

③患者取仰卧位，用艾炷灸施术曲池、合谷、血海、足三里、三阴

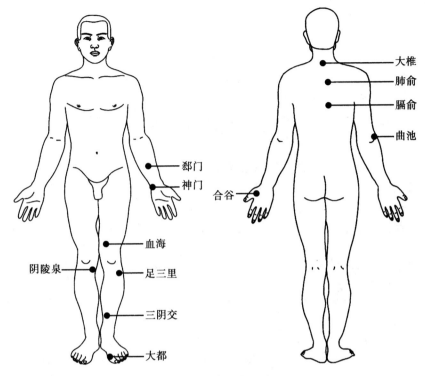

图 8-1 湿疹艾灸穴位

交、大都穴，每穴 3~5 壮，每日 1 次。

以上各穴也可用艾炷隔蒜灸，每穴灸 5~7 壮，隔日 1 次。

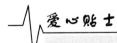

（1）饮食起居，生活规律，避免精神紧张；适当进行体育锻炼，劳逸结合。

（2）注意个人卫生，保持皮肤清洁，避免一切可能的刺激因素，切勿搔抓摩擦、热水烫洗、用碱性肥皂洗、使用刺激性强的外用药物等。

（3）戒烟酒、浓茶、咖啡及辛辣刺激食物，饮食中注意补充脂肪。

第二节 荨麻疹

荨麻疹俗称"风疹块"，是由多种原因引起的皮肤、黏膜小血管扩张及通透性增强而出现的一种局限性水肿反应。荨麻疹的病发速度很快，而且很容易蔓延至全身。中医认为本病的发生，内为禀赋不足，外为风邪为患。

艾灸疗法可以祛风和营，清热通腑。

【症状】患者皮肤骤然瘙痒异常，搔之疹块凸起，多成块成片，疏密不一。发作时间不定，一日可多次反复发作，多持续数小时后自然消退，不留痕迹。本病部位不定，可出现于身体任何部位，以上臂及大腿内侧为多见。

【穴位选配】大椎、身柱、膈俞、肺俞、中脘、神阙、关元、曲池、百虫窝、涌泉（图8-2）。

【艾灸方法】

（1）患者取俯卧位，用艾条温和灸施术曲池穴，每次灸2分钟。

（2）患者取侧卧位，用艾条雀啄灸施术百虫窝穴，每次灸2分钟。

（3）患者取侧卧位，用艾条熏灸施术涌泉穴，每次灸2分钟。

（4）患者取俯卧位，用艾柱温和灸施术大椎、身柱、肺俞穴，每穴灸5壮左右。

（5）患者取仰卧位，用艾条温和灸施术中脘、神阙、关元穴，每穴灸2分钟。

（6）患者取俯卧位，用艾条雀啄灸施术膈俞穴，每次灸10~15分钟。

以上操作每日1次，10次为一疗程。

爱心贴士

（1）忌食辛辣鱼腥发物和油炸肥腻食物。

（2）宜进清淡饮食，多休息，勿疲累，适度的运动。

（3）保持皮肤清洁，避免强烈抓搔患部，不用热水烫洗，不滥用刺激强烈的外用药物。

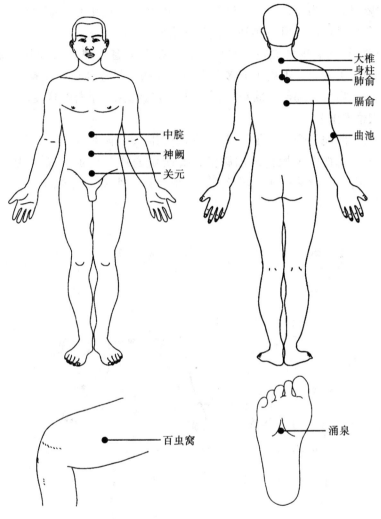

图 8-2　荨麻疹艾灸穴位

第三节　神经性皮炎

神经性皮炎是一种皮肤神经功能障碍性疾病，以阵发性皮肤瘙痒和皮肤苔藓化为主症，好发于颈后及两侧、肘窝、腘窝、尾骶等处。中医认为此病主要以内因为主，由于心绪烦扰，七情内伤，内生心火而致。

艾灸疗法可以疏风清热利湿，养血祛风润燥。

【症状】初起皮疹较红，瘙痒较剧。夜间尤甚，热烫可使瘙痒加剧。搔后出现针头大小、不规则或多角形扁平丘疹，呈皮肤色或浅褐色，高出皮肤表面。病久，局部皮肤粗糙、肥厚，皮纹加深，呈苔藓样变。

【穴位选配】

主穴：曲池、合谷、足三里、血海、三阴交、阿是穴。

配穴：①血虚风燥，再加脾俞；②阴虚血燥，再加太溪；③肝郁化火，再加行间、侠溪；④风热蕴阻，再加合谷、外关（图8-3）。

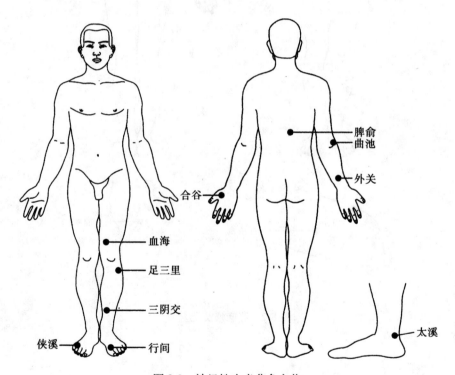

图8-3　神经性皮炎艾灸穴位

【艾灸方法】

（1）用雀啄灸或隔蒜灸灸阿是穴，每穴 15~20 分钟。

（2）取侧卧、仰卧位，用温和灸施术于曲池、合谷、足三里、血海、三阴交穴，每穴 15~20 分钟。

以上操作方法每日 1 次，每灸 10 次，休息 3 日，灸至症状消失为止。

爱心贴士

（1）养成生活规律的好习惯，避免过度的精神紧张，注意劳逸结合，避免过度劳累。

（2）不喝酒、浓茶，不吃辛辣及刺激性食品，不滥用外用药。

（3）避免各种不良的机械性、物理性刺激。

（4）避免搔抓、摩擦及热水烫洗等。

第四节　带状疱疹

带状疱疹是由带状疱疹病毒感染导致，在机体免疫功能低下时，病毒繁殖活动，造成受侵的神经节发炎、肿胀、坏死，产生神经痛及沿神经分布的群集性丘疹、水疱。中医称为蛇串疮，认为本病是由于肝气郁结，导致脾的功能失调，使湿邪化郁变成湿热邪，当风寒外袭时，内湿外火相冲，湿热聚集体表而发生的疾病。

艾灸疗法可以疏肝解郁，清热祛湿。

【症状】 初起患部有束带状痛，局部皮肤潮红，随之出现成簇水疱，排列成带状，沿周围神经分布，多在身体的一侧，好发于肋间、胸背、面部和腰部。

【穴位选配】

主穴：三阴交、肺俞、肝俞、脾俞。

配穴：①肝经郁热，再加太冲、阳陵泉；②脾经湿热，再加血海；③瘀血阻络，再加阿是穴（图8-4）。

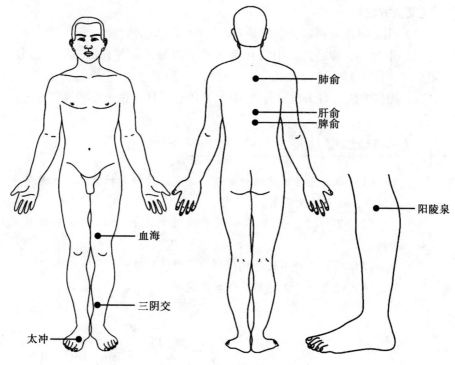

图 8-4　带状疱疹艾灸穴位

【艾灸方法】

患者取俯卧位或侧卧位，用温和法灸以上诸穴，每穴 10~15 分钟，每日 1 次，10 次为一疗程。

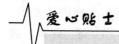

（1）治疗期间应注意休息，注意卫生，持局部清洁，调适情志。

（2）饮食宜清淡，忌食鸡、鸭、鱼、虾、蟹等腥发之物及葱、蒜、辣椒、烟、酒等辛热之品。

第九章　五官科常见病艾灸疗法

第一节　近　　视

近视是指双眼近视清晰、远视模糊的一种常见的眼科疾病，大部分原因是用眼卫生不良所引起，如长时间在光线不足或过强的环境下读书写字，或躺在床上看书，或书写姿势不良等。中医学认为，本病因肝肾不足、气血亏虚、目失所养所致。

近视应以预防为主，采用艾灸疗法的同时应配合自我按摩，眼睛保健操疗效更好。只有养成良好的用眼习惯才能巩固治疗效果。

【症状】患者视远物不清，而视近物清晰还可伴眼胀、头痛、视力疲劳等症状。

【穴位选配】

主穴：光明、合谷、翳明、膈俞、肝俞、肾俞。

配穴：①肝肾亏虚，再加太溪、太冲；②脾气虚弱，再加足三里、脾俞、胃俞、三阴交；③心阳不足，心俞、内关、神门（图9-1）。

【艾灸方法】

患者取合适体位，用温和灸施术于以上诸穴，每穴可灸 10~15 分钟，灸至皮肤感到温热为度。每日 1 次，10 次为一疗程。疗程间休息 2~3 日。

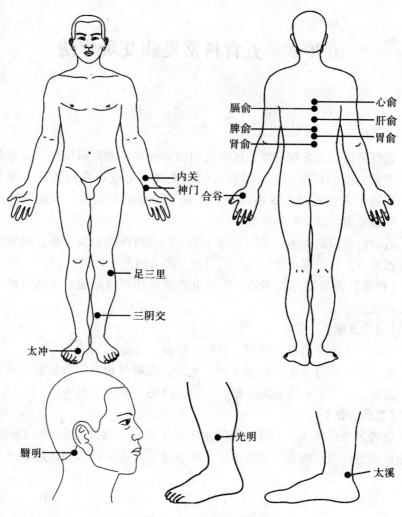

图 9-1　近视艾灸穴位

爱心贴士

(1) 维生素A具有明目护肝的功效，患者应多吃一些富含维生素A的食物，如羊肝、猪肝和鸡蛋。

(2) 作息时间要有规律，必须要保证充足的睡眠。

(3) 禁止在光线不足或者光线太充足的环境下看书。

(4) 注意劳逸结合，不能用眼过度，用眼时间长了可以眺望远方，以消除眼部疲劳。

(5) 看书或者看电视必须要保持适当的距离，不能离得太近，避免伤害眼睛。

第二节 耳 鸣

耳鸣一般是指人们在没有任何外界刺激条件下所产生的异常声音感觉。中医认为本病多因暴怒、惊恐、肝胆风火上逆，以致少阳之气闭阻不通所致。

【症状】患者经常的或间歇性的自觉耳内鸣响，声调多种，或如蝉鸣，或如潮涌，或如雷鸣，难以忍受。鸣响或有短暂，或间歇出现，或持续不息。耳鸣对听力多有影响，但在早期或神经衰弱及全身疾病引起的耳鸣，常不影响听力。

【穴位选配】听宫、听会、翳风、耳门、耳内、合谷、胃俞、脾俞、肾俞、肝俞（图9-2）。

【艾灸方法】

(1) 患者取侧卧位，用艾条温和灸施术听宫、听会穴，每穴灸20分钟，每日1~2次，10日为一疗程。

(2) 患者取侧卧位，用艾条温和灸施术耳内穴，热度以可以忍受为宜，每日1~2次，10日为一疗程。

(3) 患者取侧卧位，用艾条雀啄灸施术翳风穴，每次灸10~15分钟，每日1次，10日为一疗程。

(4) 患者取侧卧位，用艾条温和灸施术耳门穴，每次灸10柱左右，每日1次，10日为一疗程。

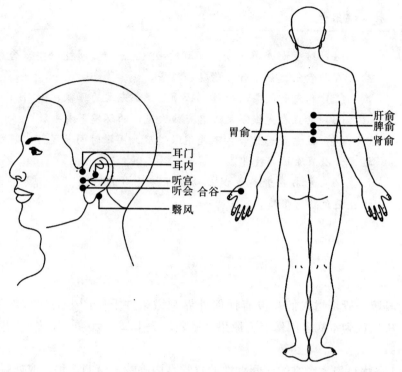

耳门
耳内
听宫
听会　合谷
翳风

胃俞
肝俞
脾俞
肾俞

图 9-2　耳鸣艾灸穴位

（5）患者取俯卧位，用艾条隔姜灸施术合谷穴，每次 10 柱左右，每日 1 次，10 日为一疗程。

（6）患者取俯卧位，用艾条温和灸施术胃俞、脾俞、肝俞、肾俞穴，每穴灸 20 分钟，每日 1 次，7 日为一疗程。

〜〜〜 爱心贴士

（1）及早去医院，配合专科医生进行检查和治疗。

（2）慎用耳毒性药物。

（3）多吃含铁、锌、维生素 C、维生素 E 丰富的食物。忌过甜、过咸、油腻、含胆固醇过多的食物。忌食辛辣刺激性食物。

第三节　慢性鼻炎

慢性鼻炎是一种常见的鼻腔黏膜与黏膜下层的慢性炎症，常伴有功能障碍，一般包括慢性单纯性鼻炎和慢性肥厚性鼻炎，后者往往是由前者发展、转化而来，但也可经久不发生转化，或开始即呈肥厚性改变。中医认为本病多因脏腑功能失调，再加上外感风寒，邪气侵袭鼻窍而致。

艾灸疗法可以补中气，强健鼻部，在一定程度上缓解和治疗遇冷引发或加重的鼻炎。

【**症状**】主要表现为突发性鼻痒、连续喷嚏、鼻塞流涕、分泌物增多、嗅觉减退，伴有头痛、头晕等症。

【**穴位选配**】迎香、印堂、太阳（图9-3）。

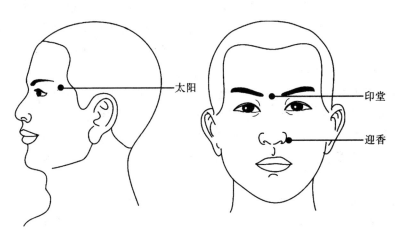

图9-3　慢性鼻炎艾灸穴位

【**艾灸方法**】

（1）患者取仰卧位，用艾条温和灸施术迎香、印堂穴，每穴灸10~15分钟。

（2）患者取侧卧位，用艾条温和灸施术太阳穴，每次灸10~15分钟。

以上操作每日1次，10日为一疗程。

爱心贴士

（1）迎香穴不可多次吸拔，可每天指按100次。

（2）日常起居应有规律，避免风寒湿热的侵袭，有条件者可常做头面部的保健按摩。

（3）远离过敏原，积极查治可能引发鼻炎的其他疾病。

（4）少吃辛辣等刺激性食物，加强锻炼。

第四节　复发性口腔溃疡

复发性口腔溃疡是口腔黏膜反复发作的大小不等的圆形或椭圆形溃疡，具有灼痛感，多发于唇内侧、舌尖、舌缘、舌腰、颊部、腭弓等部位。本病以周期性反复发作为特点。通常7～10天愈合，病史长可达一二十年之久，好发于青壮年。中医认为本病是由于心脾积热，循经上炎于口腔而发，或是心肾阴虚，虚火上炎，熏灼于口。

【症状】初期患部黏膜稍隆起，1天后破溃形成原形或椭圆形，直径2～5mm，溃疡底部具有坏死的组织形成的黄白色的假膜，边缘整齐，周围绕以充血带，严重者伴颌下淋巴结肿大压痛，咽喉痛等症状。

【穴位选配】下关、颊车、地仓、劳宫、曲池、内庭、合谷、足三里、三阴交、太溪（图9-4）。

【艾灸方法】

患者取合适的体位，用温和灸法施术于以上诸穴，每穴5～10分钟，每日1次，6次为一疗程。

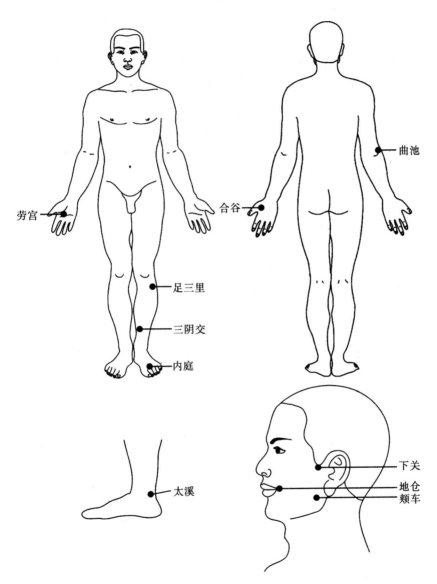

图 9-4　复发性口腔溃疡艾灸穴位

爱心贴士

（1）调节饮食，少食辛辣厚味和醇酒肥甘之品。
（2）调情志，保证充足睡眠，锻炼身体，增强体质。

第五节 牙 痛

牙痛是指牙齿因各种原因引起的疼痛，为口腔疾患中常见的症状之一，可见于西医学的龋齿、牙髓炎、根尖周围炎和牙本质过敏等。属中医的"牙宣""骨槽风"范畴。中医认为本病是风热侵袭，风火邪毒侵犯，伤及牙体及牙龈肉，邪聚不散，气血滞留，气血不通，瘀阻脉络而为病。

艾灸疗法可以清热解毒，改善上火所致的牙痛。

【症状】 牙齿疼痛、咀嚼困难，遇到冷、热、酸、甜时，牙痛加剧。

【穴位选配】

主穴：颊车、偏厉、太溪。

配穴：①风火牙痛，再加外关、风池；②实火牙痛，再加内庭、劳宫；③虚火牙痛，太溪、行间（图9-5）。

【艾灸方法】

（1）患者取侧卧位，采用温和法和雀啄法灸颊车穴5~10分钟，能疏风泻热、通利牙关、活血止痛。

（2）取侧卧位，用温和法或雀啄法灸偏厉穴5分钟。

（3）取侧卧位，用温和法或雀啄法灸太溪穴5~10分钟。

以上操作每日2次，直至痊愈。

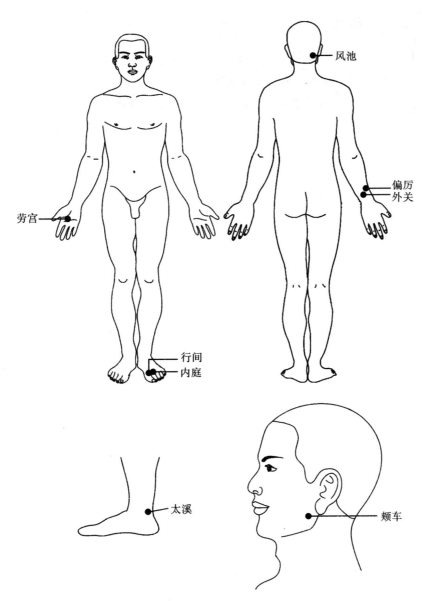

图 9-5　牙痛艾灸穴位

爱心贴士

(1) 平日应注意口腔卫生，睡前不吃零食，少吃冷、热、酸、甜的食物，不用牙齿咬硬物。

(2) 出现牙痛时，应及时到医院进行检查，查明病因，并对症治疗。

第十章 日常保健艾灸法

第一节 补肾强腰灸法

中医认为，肾藏精气、主骨、生髓，肾气通于脑、司二便，肾功能的强化与否与人体衰老有密切的关系。补肾强腰灸法是养生保健的重要方法，可以滋补肾精肾气、培补元气、补养气血、平衡阴阳、调节内分泌。对于小儿、中年人、老年人均可使用。用于小儿能促进身体发育；用于中年人，能旺盛精力、强身壮体；用于老年人，能强壮筋骨、防老抗衰。

【穴位选配】肾俞、太溪、命门、关元、涌泉、膏肓、关元俞（图10-1）。

【艾灸方法】

被灸者取合适体位，用艾条悬起灸以上穴位，10~20分钟，隔日或3日1次。1~3个月为一疗程。

第二节 健脾和胃灸法

脾胃为"水谷之海"，气血生化之源。脾主运化水谷精微，胃主受纳腐熟水谷，脾主升清，胃主降浊，也就是说人们吃的食物由胃来消化，其中的营养物质靠脾来运化。因此脾胃功能正常，则饮食精微不断吸收，化生气血，营养全身，肌肉强健，面色红润而有光泽。反之则形体消瘦，肌肉痿软无力，口淡无味，面色无华等。健脾和胃灸法能增强脾胃的运化功能，调节胃肠道，促进营养物质的消化吸收和新陈代谢，起到养生保健的作用。

【穴位选配】脾俞、胃俞、中脘、天枢（图10-2）。

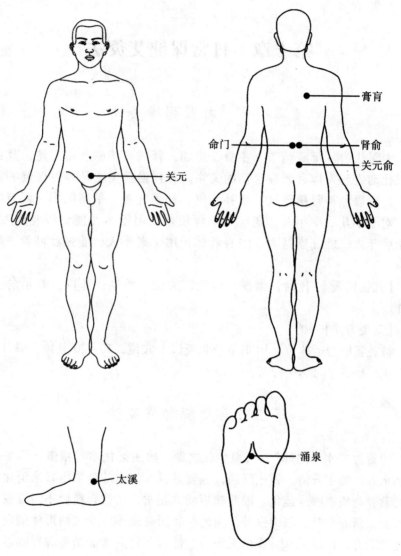

图 10-1 补肾强腰艾灸穴位

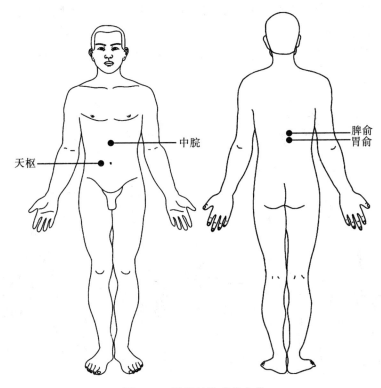

图 10-2　强身健体艾灸穴位

【艾灸方法】

被灸者取合适体位，用艾条悬起灸以上穴位，10~20 分钟，每日或隔日 1 次。疗程不限。

第三节　益智健脑灸法

随着现代生活节奏日益加快，大脑处于长时间的高度紧张状况，机体运动的减少，体内代谢产物的积聚，久而久之，使大脑皮质由兴奋渐转为抑制状态，神经系统功能兴奋性下降，造成轻则头部闷胀、眩晕，重则反应迟钝，记忆力下降，健忘等。益智健脑灸法能振奋精神、缓解疲劳、提高大脑的思维和记忆能力，尤其在紧张的学习上和工作中用本法进行自我保健，可疏通经络气血、改善大脑供血不足状态、调节大脑神经，进而有效提升大脑功能。

【穴位选配】列缺、神门、心俞、百会、四神聪（图10-3）。

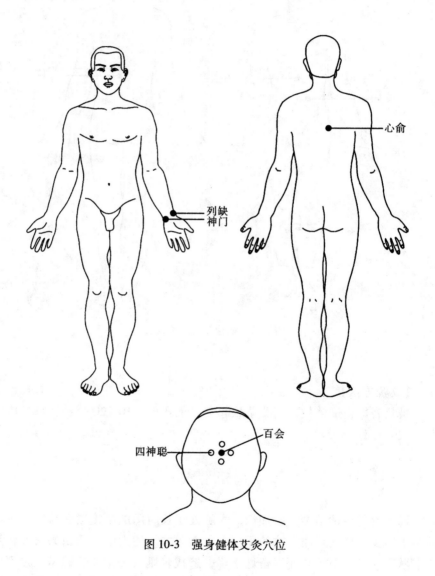

图 10-3 强身健体艾灸穴位

【艾灸方法】

被灸者取合适体位，用艾条悬起灸以上穴位，10~15分钟，隔1~2日1次。1~3个月为一疗程。

第四节　养心安神灸法

心是五脏之首，为人体的君主。五脏六腑都在心的统一领导下进行分工，互相协调，形成整体的活动动能。心功能正常，则神明通达，其他腑脏也可以各安其职，保持身体健康；相反，如果心脏功能不正常，神明不能自主，其他腑脏的活动也发生紊乱，就要产生疾病。所以，养生贵在养心。养心安神灸法能活血通脉，补养心血，改善心脏功能，镇静安神，促进睡眠，使人的血脉充盈，心神气血调和，精力充沛，思维敏捷。

【穴位选配】 内关、心俞、神门、膻中（图10-4）。

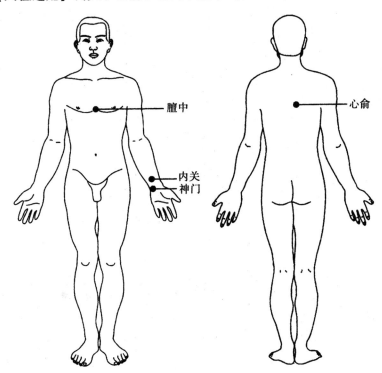

膻中

内关
神门

心俞

图10-4　养心安神艾灸穴位

【艾灸方法】

被灸者取合适体位，用艾条温和灸以上穴位，5~10分钟，每日1次，20~30日为一疗程，间歇7~10日再灸。

第五节　滋肝明目灸法

肝是人体主谋略的大将军。肝主疏泄。若肝气疏泄不利，条达失宜，气机失调，则气血紊乱，或滞而不爽或亢而为害。中医认为，肝开窍于目，肝藏血，目得血而能视。由此可知，肝与眼睛关系密切，故可通过养肝来明目。滋肝明目灸法可以疏通眼部的经脉气血，保护眼睛、恢复视力、养血明目，亦能防治多种眼疾，任何年龄均可使用。

【穴位选配】 曲池、肝俞、合谷、太阳、阳白、四白（图10-5）。

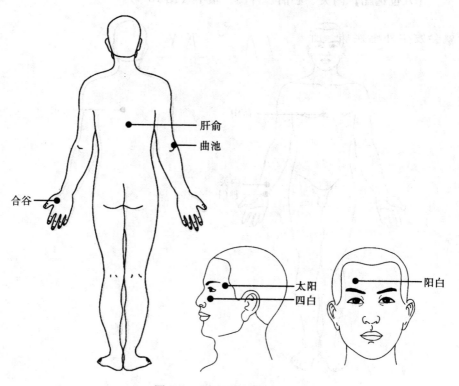

图10-5　滋肝明目艾灸穴位

【艾灸方法】

被灸者取合适体位，用艾条悬起灸以上穴位，10 分钟，每周 1～2 次。不限疗程。

第六节　小儿保健灸法

小儿体质特殊，与成人相比，脏腑娇嫩，形体未充。脏腑功能薄弱，一旦饮食生冷或乳食过量，则胃肠功能易发生紊乱，从而出现运化功能的失常；另外，卫外功能不强，容易被外来之邪侵袭，适逢天气骤变或增减衣物不及时，就会发生外感疾病。所以，小儿疾病以肠胃疾病和外感疾病为多。小儿保健灸法能加强小儿的脾胃及卫外功能，从而减少小儿疾病的发生，同时加快小儿机体发育。

【穴位选配】 加强脾胃功能：天枢、中脘、足三里；加强卫外功能：风门、足三里（图10-6）。

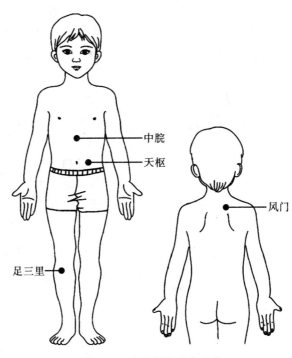

图 10-6　小儿保健艾灸穴位

【艾灸方法】

（1）被灸者取仰卧位，用温和灸或回旋灸施术于天枢穴，每次 5～10 分钟。

（2）被灸者取仰卧位，用温和灸或隔姜灸灸足三里穴，每次 5～10 分钟。

（3）被灸者取仰卧位，用温和灸或回旋灸施术于中脘穴，每次 5～10 分钟。

（4）取俯卧位，用温和灸或隔姜灸灸风门穴，每次 5～10 分钟。

以上操作方法隔日 1 次，每灸 10 次，休息 3 日。

第七节　女性保健灸法

随着现代社会的发展，女性在社会生活中占据着日益重要的位置，同时也承受着越来越多的社会压力。现代女性易出现早衰、更年期提前以及各种皮肤问题（如长痘、长斑等），还有如痛经、月经不调、乳腺增生、妇科炎症等令人头痛的问题。

女性有其独特的生理特征，与女性生长发育关系最密切的脏腑涉及了肝、脾、肾三脏。女性以肝为本，受脾胃吸收的水谷精微的充养，一些特殊的生理现象有赖于肾精、肾气的作用。同时，女性又有其独特的生理时期，即月经期，妊娠期、妊娠后期和绝经期。在这些特殊时期前后，女性机体的气血阴阳会发生一系列的变化，与平素的身体状况又有所差别，所以，对于女性来说，无论是日常的保健还是疾病的治疗，均是相对比较复杂的。

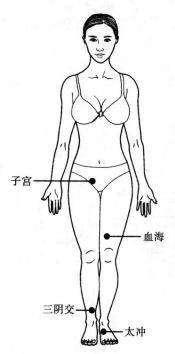

图10-7　女性保健艾灸穴位

【穴位选配】子宫、血海、三阴交、太冲（图10-7）。

【艾灸方法】

（1）被灸者取仰卧位，用艾条温和灸子宫穴10~15分钟。

（2）被灸者取仰卧位，用艾条平行反复回旋灸血海穴10~15分钟。

（3）被灸者取仰卧位，用艾条温和灸三阴交穴10~15分钟。

（4）被灸者取仰卧位，用艾条平行反复回旋灸太冲穴10~15分钟。

以上操作每日1次，10次为一疗程。

第八节　男性保健灸法

与女性"以肝为本"不同的是，男性"以身为本"。现代男性生活、工作压力比较大，饮食不规律，睡眠不足，许多男性先是肾阳虚损，出现头晕目涩、恶寒怕冷、易患感冒，甚至阳痿早泄等症状，继而肾精出现虚损，表现出腰膝酸软、困倦乏力、烦躁易怒、注意力不集中等一系列症状。男性保健灸法能够起到振奋肾阳、温补肾精的作用，从而改善上述症状。

【穴位选配】 肾俞、命门、腰阳关、气海、关元、足三里、涌泉（图10-8）。

【艾灸方法】

（1）被灸者取俯卧位，用温和灸或隔盐灸灸肾俞、命门穴，每次5~10分钟。

（2）取俯卧位，用温和灸或温灸盒灸腰阳关穴，每次5~10分钟。

（3）取仰卧位，用温和灸施术于气海、关元、足三里、涌泉穴，每次5~10分钟。

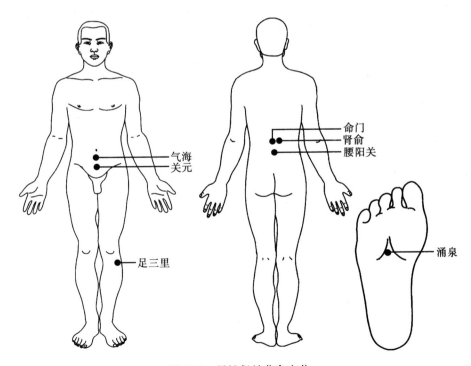

图 10-8　男性保健艾灸穴位

以上操作方法隔日 1 次，每灸 10 次，休息 3 日。

第九节　老年保健灸法

与普通人群相比，老年人在生理、病理方面均有其特殊之处。生理上，老年人各脏腑器官、四肢百骸正逐步走向衰老状态，机体阴亏阳虚，各种精微物质生成不足，而消耗不变，二者相对而言，"入不敷出"；这种生理特征就决定了老年人的疾病特征，即多虚多瘀，而且这里的"瘀"与"虚"有着密切的联系。老年保健灸法，不仅可以振奋人体阳气，达到温补的作用，解决"虚"的问题，而且可以使留于体内的有形之邪得以清除，从而解决"瘀"的问题。

【穴位选配】膏肓、肾俞、命门、至阳、中脘、气海、关元、足三里（图 10-9）。

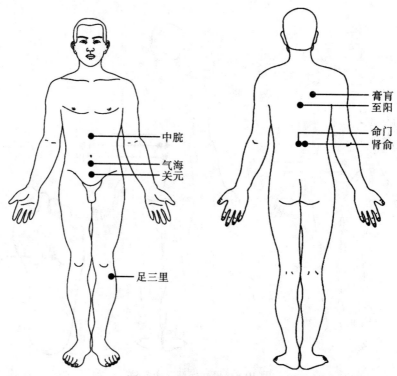

图 10-9　老年保健艾灸穴位

【艾灸方法】

（1）被灸者取俯卧位、侧卧位，用温和灸施术于膏肓、肾俞、命门、至阳、足三里穴，每次5~10分钟。

（2）取仰卧位，用温和灸或温灸盒灸中脘、气海、关元穴，每次5~10分钟。

以上操作方法隔日1次，每灸10次，休息3日。